血管内皮功能诊断

——循环系统疾病管理的评价指标与实践

血管内皮機能を診る

循環器疾病管理に生かす評価と実際

原　　著　東條 美奈子［日］

主　　译　王宏宇

学术秘书　刘　月

北京大学医学出版社

XUEGUANNEIPI GONGNENG ZHENDUAN——XUNHUANXITONG JIBING GUANLI DE PINGJIAZHIBIAO YU SHIJIAN

图书在版编目（CIP）数据

血管内皮功能诊断：循环系统疾病管理的评价指标
与实践 /（日）东条美奈子原著；王宏宇主译 . —北京：
北京大学医学出版社，2020.11
ISBN 978-7-5659-2271-8

Ⅰ. ①血…　Ⅱ. ①东…②王…　Ⅲ. ①血管疾病－诊
断　Ⅳ. ① R543.04

中国版本图书馆 CIP 数据核字（2020）第 187366 号

北京市版权局著作权合同登记号：图字：01-2019-2803

KEKKANNAIHI KINO WO MIRU JUNKANKI SHIPPEI KANRI NI IKASU HYOKA TO JISSAI
Copyright © MinakoTojo 2015
Chinese translation rights in simplified characters arranged with NANZANDO Co., Ltd. through Japan UNI Agency，Inc.，Tokyo

血管内皮功能诊断——循环系统疾病管理的评价指标与实践

主　　译：王宏宇
出版发行：北京大学医学出版社
地　　址：（100083）北京市海淀区学院路 38 号　北京大学医学部院内
电　　话：发行部 010-82802230；图书邮购 010-82802495
网　　址：http://www.pumpress.com.cn
E-mail：booksale@bjmu.edu.cn
印　　刷：中煤（北京）印务有限公司
经　　销：新华书店
责任编辑：袁朝阳　　责任校对：靳新强　　责任印制：李　啸
开　　本：787 mm×1092 mm　1/16　印张：6.5　字数：154 千字
版　　次：2020 年 11 月第 1 版　2020 年 11 月第 1 次印刷
书　　号：ISBN 978-7-5659-2271-8
定　　价：60.00 元
版权所有，违者必究
（凡属质量问题请与本社发行部联系退换）

译者简介

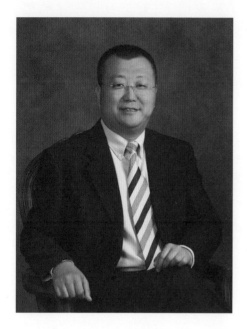

王宏宇，男，汉族，1967 年 12 月出生，山西大同人，医学博士，北京大学教授，心脏和血管医学专业主任医师，博士 / 硕士生导师。国家重点研发计划"高可信强智能的心脑血管疾病诊疗服务模式解决方案"课题负责人，北京大学首钢医院副院长兼血管医学中心主任，北京大学医学部血管健康研究中心主任，北京大学医学部血管疾病社区防治中心主任，北京大学临床研究所心脏和血管健康研究中心主任，分子心血管学教育部重点实验室特聘教授，北京大学医学部睡眠医学中心和北京大学睡眠研究中心专家委员会委员，北京大学医学部血管医学、北京大学血管探秘课程教研室主任。

1997 年开始进行血管功能研究，2004 年作为国家卫生部十年百项计划"血管病变早期检测技术推广"项目负责人，在国际上率先提出血管病变早期检测系统，组织制订了国际上第一个血管病变早期检测技术应用指南，2010 年 4 月创建了**我国第一家血管医学专业临床诊疗中心—北京大学首钢医院血管医学中心**，2011 年和 2019 年分别主持我国针对血管健康管理与预后心血管疾病关系的人群队列研究和多中心临床干预研究（BEST，NCT02569268；EndoFIND，NCT04013204）。目前已发表学术文章 240 余篇，其中 SCI 收录文章 26 篇。主编我国第一部血管医学领域专著《血管病学》（北京：人民军医出版社，2006）和《中国血管健康行科普系列丛书》（共8 册）（北京：北京大学医学出版社，2011）等著作 10 余部。主持和负责多项北京市和国家科研项目。获"北京市优秀人才"称号，为北京大学医学部优秀教师、首届北京大学"临床医疗奖"获得者。目前担任国际血管健康学会（International Society of Vascular Health，ISVH）执行委员会委员，国际血管健康学会中国分会主席，美国高血压学会院士（Fellow of American Society of Hypertension，FASH），中国医药教育协会血管医学专业委员会主任委员，中日医学科技交流协会心脏和血管医学专业委员会主任委员，中国心脏和血管健康学院院长，中央电视台纪录频道（CCTV-9）和《健康之路》栏目、北京电视台《健康北京》和《养生堂》栏目特邀专家，《中国循环杂志》等国内外多家专业杂志的编委。

译者前言

血管内皮功能障碍源于氧化与抗氧化机制、损伤与修复机制的失衡，是以内皮细胞结构和功能的异常为表现的病理变化。这一功能性改变的出现会早于血管、器官的结构性病变。其不仅在心脑血管病变的发生、发展乃至恶化的过程中起到了至关重要的作用，还是肾、大脑等各种器官病变以及糖尿病并发症进展的重要因素。当前，心脑血管疾病防治策略日新月异，新的诊疗技术不断涌现，但全球的心血管疾病患病人数仍然居高不下，这一现状显然需要我们重新审视现阶段心脑血管疾病的管理策略。笔者从1997年开始血管功能的相关研究，20余年血管疾病综合诊治的临床实践和研究经验告诉我们仅仅到终末期对血管疾病管腔狭窄采取介入或手术治疗，并不能有效减少血管疾病的发病和致死致残后果，唯一正确的出路是围绕血管进行全生命周期的健康管理，对血管疾病进行早期检测，早期治疗，才能使我国血管疾病防治现状得到改善。2004年，笔者提出血管疾病早期检测技术系统的概念并将其作为全身血管病防治基础的思想，获得国家卫生部批准作为十年百项计划之一，并向全国进行推广；同时发起中国心脏和血管健康促进计划。2010年，笔者从北京大学人民医院来到北京大学首钢医院成立了我国第一家血管医学中心，对推动中国心脏和血管健康促进计划、降低我国心脑血管疾病的发病率、提高全民健康水平具有重要意义。血管内皮功能在血管健康的维护和心血管疾病发生发展中发挥着重要作用，早期检测和逆转血管内皮功能障碍，维护血管内皮健康有利于系统预防心脏和血管相关疾病。研究显示冠状动脉病变的严重程度与反应性充血指数（reactive hyperemia index，RHI）呈负相关性，提示内皮功能障碍与冠状动脉粥样硬化关系密切。北京血管健康分级系统（Beijing Vascular Health Stratification，BVHS）中血管内皮功能是分级血管病变的一个重要指标，在BVHS的指导下，能够实现智能化全生命同期血管健康管理；通过无创内皮功能检测评估血管健康状态，能为心血管疾病的病变分级和防控以及精准治疗提供方向。对存在内皮功能障碍的人群，利用无创内皮功能检测技术，能在疾病的发生、发展的多个阶段为指导临床诊断、治疗提供良好参考，以延缓疾病进展和并发症的发生，从而降低心血管事件发生风险。

在Ira Prigat先生的支持下，2018年12月，笔者与日本北里大学东条美奈子教授讨论学术合作过程中应邀将她编著的日文版《血管内皮功能诊断——循环系统疾病管理的评价指标与实践》（血管内皮機能を診る——循環器疾病管理に生かす評価と実際）一书译成中文，供中国血管医学相关专业人员参考。2019年我们启动了国际上第一个针对非狭窄性冠状动脉疾病患者内皮功能检测指导价值的多中心临床试验（endothelial function guided

theropy in patient with non obstructive coronary artery disease，EndoFIND，NCT04013204 ），
相信该书中文版的问世和相关临床研究的结果，对我国普及内皮功能诊断技术和血管健康
维护理念，降低我国心血管疾病的致死致残率，助力"健康中国 2030"具有积极的推动
作用。

由于时间仓促，书中不妥之处，不吝指正。

2020 年 6 月 6 日
（农历庚子年闰四月十五月于北京）

刊行寄语

A man is as old as his arteries.

人与他的血管一同老去。血管的健康反映全身的健康。由于生活方式的变化，在日本，深受动脉硬化相关疾病困扰的患者也日渐增加。冠状动脉疾病、脑血管疾病，乃至外周动脉疾病患者都是只增不减。日本已逐渐步入超高龄社会，而血管健康正是确保身体健康长寿的关键。但是，动脉硬化其实早在出现临床症状之前，就已有先兆。相关研究已经表明，人最早在 20 岁左右就可能出现动脉硬化。预防动脉硬化可能要从成年后就开始。因此，早期发现动脉硬化高风险的患者具有十分重要的临床意义。

血管内皮功能检测目前已开始应用于临床实践。血管内皮功能十分敏感，在动脉硬化的初期阶段就会产生变化，也能反映出治疗是否有效。血管内皮功能检测不仅能够作为预测心血管不良事件的指标，也是治疗效果的重要评价指标。相信血管内皮功能检测在今后的动脉硬化诊断治疗中也会发挥重要的作用。

血管内皮分布于所有血管的内壁，也是一种重要的内分泌器官。如果将所有的血管内皮细胞收集起来，会比肝还要重。从某种意义上讲，血管内皮也可以说是人体内最重要的一个器官。本书以血管内皮这一重要器官为切入点，旨在陈述动脉硬化疾病各个方面的内容。从基础知识到临床应用，内容丰富翔实，不仅可作为普通读物，也可作为参考书籍使用。笔者真诚地希望本书能够为各位读者提供一些帮助。

阿古 潤哉

北里大学医学部循环系统内科学教授

2014 年 11 月

序

　　诊断血管的健康与否，必须要检查血管内皮功能的状态。研究表明，血管内皮功能良好代表机体健康，而血管内皮功能出现异常，则意味着机体健康出现异常。

　　动脉硬化早期会出现血管内皮功能减退的症状，运动、减重、药物疗法等多种方法均能有效改善这一情况。因此，血管内皮功能是除冠状动脉疾病传统危险因素以外的另一种判断心血管不良事件预后情况的有效指标，可以用来判定各种干预治疗的效果。

　　传统的血流介导的血管扩张（flow-mediated dilation，FMD）是一种非侵袭性的检测血管内皮功能早期异常的检查方法，能够提供大量临床依据。此外，新出现的指端脉搏波反应性充血外周动脉张力指数（reactive hyperemia-peripheral arterial tonometry index，RH-PAT index），也因其简便性而在心脏疾病一级预防、二级预防干预治疗效果评价中被寄予厚望。

　　本书汇集了从初级保健（primary care）医师到循环系统疾病科医师、循环系统疾病管理内科医师、从事短期综合体检的医师、研究临床流行病学的学者的智慧，力求提供血管内皮功能的基础知识以及最新的临床知识。本书明确了循环系统疾病的预防医学中血管内皮功能检测的重要性，并希望能够为未来的临床应用提供一点启发。

　　最后，非常感谢为本书的出版提供指导与协助的相关人士，同时在此特别鸣谢南山堂的秡川亮先生。

東條 美奈子

北里大学医疗卫生学部副教授

2014 年 11 月

目 录　C O N T E N T S

第一章

血管内皮功能总论

要点

- 血管内皮是最大的内分泌器官。
- 血管内皮不仅控制着血管的收缩和舒张，也具有炎症调节、免疫应答、凝血和止血等多种功能。
- 高血压、糖尿病、脂质代谢异常、肥胖、慢性肾病、动脉硬化性疾病、心力衰竭等因素会使血管内皮功能下降。
- 血管内皮功能异常是心血管事件的独立预测因子。
- 覆盖内皮细胞表面的内皮糖萼层受损引起内皮功能异常。

一、血管内皮细胞的作用

血管内皮细胞[*1]是覆盖在血管、淋巴管、心脏等心血管腔内层的一层细胞，也是人体最大[*2]的内分泌器官[1]，总重量约为 1.5 kg，发挥着各种各样的功能，参与机体稳态的维持。

首先，从结构上看，血管内皮细胞相互紧密连接，覆盖于血管腔内，调节血液凝固机制，防止血小板黏附到血管壁上[2-3]，并且作为人体最大的内分泌器官，产生并释放一氧化氮[*3]（nitric oxide，NO）、内皮素等多种生长因子和细胞因子，也参与免疫应答（表 1-1）。例如，内皮细胞能产生具有促进血液凝固、抗纤溶作用的纤溶酶原激活物抑制物（plasminogen activator inhibitor，PAI）-1、组织因子（tissue factor，TF）和血管性血友病因子（vonWillebrand factor，vWF）；另一方面，还能产生具有抗凝、促进纤溶作用的组织型纤溶酶原激活物（tissue plasminogen activator，t-PA）、硫酸乙酰肝素（heparan sulfate）、凝血酶调节蛋白（thrombomodulin，TM）和前列环素（prostacyclin，PGI$_2$）等，从而非常巧妙地调控着血液凝固、纤维蛋白溶解的动态平衡（图 1-1）。另外，内皮细胞在各器官中调节血管内外的电解质和非电解质交换，在维持水、矿物质、电解质平衡的同时，还保持体液的平衡。具有重要作用的内皮细胞一旦受到损害，将会引起内皮功能障碍，从而产生各种状况。

[*1] 总面积达 3000 m^2（网球场面积的 6 倍），血管总长 100 000 km（可绕地球两周半）。

[*2] 人体最大的器官是肝，成人的肝重量是自身体重的 1/50，达 1.0 ～ 1.5 kg。

[*3] 1998 年，美国的 Ferid Murad、Robert Fancis Furchgott 和 Louis J. Lgnarro 因发现一氧化氮是一种可以在血液循环系统传输信息的气体分子而分别获得诺贝尔生理学或医学奖。

表 1-1　血管内皮细胞生成、分泌的血管舒缩因子

作用	功能	血管舒缩因子
血流、血压调节	收缩	ET-1，血管紧张素 Ⅱ，TXA_2，CNP，5- 羟色胺
	舒张	NO，PGI_2
动脉硬化	炎症	ICAM-1，VCAM-1，选择素 E，COX-2，sFasL，sCD40L，LOX-1，PGE_2，MCP-1，IL-1β，IL-6，IL-8，IL-18，TNF-α，iNOS，AGE
	抑制炎症	IL-10，IL-13，TGF-β，sRAGE
止血、血栓	止血，促凝	TF，vWF，PAF，TXA_2，PAI-1
	抗凝	t-PA，HS，TM，NO，PGI_2
血管新生	促进	VEGF，PDGF
	抑制	sFlt-1，sTie-2
斑块	稳定	TIMP
	不稳定	PIGF，MMPs，MCP-1，ox-LDL，IL-18
	破裂	PAPP-A，sCD40L
血管重构	纤维化	TGF-β，CTGF
	间质增生	MMPs
氧化应激反应	氧化	过氧化氢，超氧化物，iNOS，ox-LDL
	抗氧化	ecSOD，过氧化氢酶，谷胱甘肽过氧化物酶，硫氧还原蛋白过氧化物酶，NO，eNOS

注：缩略词参照书后"缩略词一览表"

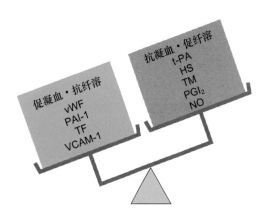

图 1-1　**血管内皮细胞的凝血、纤溶平衡**。促凝血、抗纤溶状态下 vWF、PAI-1、TM 和 TF 的产生增加，而在抗凝血、促纤溶状态下，t-PA、HS、TM 和 PGI_2 产生增加，并促进 NO 的生成

以动脉硬化为病理生理基础的心血管疾病，是以血管内皮受损为开端的慢性炎症性疾病[2]。血管内皮功能低下是动脉硬化发病的初始阶段，影响心血管疾病的发生、发展过程[3]（图 1-2）。在伴随冠状动脉疾病危险因素的情况下，血管内皮细胞发生形态和功能上的改变，导致 NO 的生成减少、生理活性降低，使血管收缩，诱发炎症，容易形成血栓。不论既往是否患有冠状动脉疾病，血管内皮功能异常，都是心血管事件的独立危险因素[4-5]。

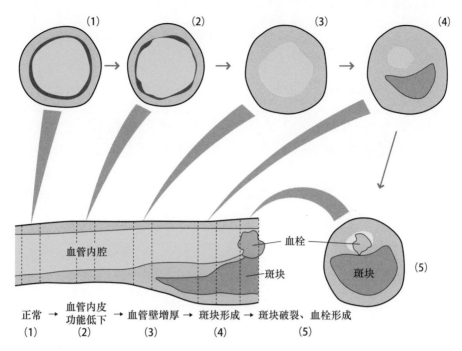

图 1-2　**动脉硬化的发展**。血管内皮功能障碍是动脉硬化的早期表现，血管内皮功能异常先于血管的器质性变化出现。

二、血管内皮功能异常的机制

以往的"血管内皮功能异常"是指血管对乙酰胆碱和缓激肽等血管活性物质的异常舒张反应。近年来，众所周知，血管内皮细胞功能障碍是心血管疾病发生、发展的病理生理改变，不仅单单是血管舒张功能障碍，作为内分泌器官，其还有调节炎症反应、免疫应答、凝血、止血等功能；如有内皮细胞多方面的功能障碍，则被认为是广义的"血管内皮细胞功能异常"。

全身血液循环对内皮细胞有着直接的影响。增加饮食中糖的摄入和血液中脂肪的含量，会降低血管内皮细胞的功能。不过这是生理性的反应，饭后 4～6 小时，血管内皮细胞功能暂时性下降，随后便可恢复。另一方面，糖尿病引起的持续高血糖状态和血糖波动、脂质代谢异常的空腹高脂血症和食后高脂血症使血管内皮细胞功能下降。吸烟以及各种不良生活习惯所致的疾病、过度的氧化应激状态、炎症反应，交感神经功能亢进也使血管内皮细胞功能下降。

1. 一氧化氮

一氧化氮（nitric oxide，NO）是内皮细胞合成的亲脂性小分子，跨膜向邻近的血管平滑肌细胞和血小板扩散。血管内皮细胞合成 NO 减少，导致血管舒张功能障碍，促进炎症细胞黏附、引发动脉硬化（图 1-3）。血管内皮功能不全，伴随"NO 合成障碍"，会使血

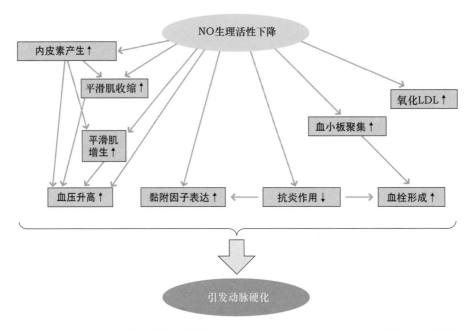

图 1-3　NO 生理活性下降所致的血管功能障碍。NO 生理活性下降，血压升高，促进血小板聚集，引发动脉硬化

管内皮功能进一步降低。

NO 活化可溶性鸟苷酸环化酶（soluble guanylate cyclase，sGC），促进环磷酸腺苷（cyclic guanosine 3′-5′-monophosphate，cGMP）的产生，发挥舒张血管平滑肌和支气管平滑肌，抑制血小板积聚的作用。另外，NO 具有抑制炎症、抑制前列腺素 E_2（prostaglandin E_2，PGE_2）和白细胞介素 -6（interleukin-6，IL-6）的作用。其次，NO 激活 PGI_2 合成酶，提高 PGI_2 的合成，使血管内皮细胞内的 cAMP 浓度上升，从而增加 NO 的合成。

一氧化氮合酶（NOS）催化 L- 精氨酸脱胍基生成 NO，因此，在调节血管内皮功能方面，NOS 发挥着最重要的作用。然而，吸烟、糖尿病和脂质代谢异常、高血压和肥胖引起的血管壁慢性炎症，会降低内源性一氧化氮合酶（eNOS）的含量，加快 eNOS 的 mRNA 的分解，使 NO 合成减少[6]。给兔子喂食精氨酸的实验最终发现血管内皮功能得到了改善，所以增加 NO 的合成底物的分泌可以改善血管内皮功能。

2. 内皮糖萼

在健康人的血管中，构成血管内壁的内皮细胞的表面还覆盖了一层糖链层，可以维持正常的血管内皮细胞功能。这些糖链层（糖衣）是由蛋白聚糖和糖蛋白等分子形成的密集糖链分子群，统称为内皮糖萼（glycocalyx）（图 1-4）。近年来，覆盖细胞表面的 $200 \sim 2000$ nm 的内皮糖萼层使血管内皮细胞表层（endothelial surface layer，ESL）染色在技术上具有可行性，对血管内皮功能障碍机制有了新的认识。

内皮糖萼层变薄，使得血管内皮细胞之间的结合减弱，便会损伤血管内皮细胞层的屏

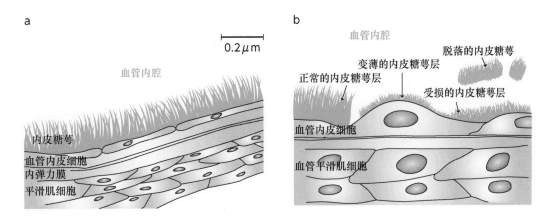

图 1-4　血管内皮细胞内皮糖萼模式图。a，覆盖血管内皮细胞表面的 200 ～ 2000 nm 的内皮糖萼层；**b**，血管内皮受损使内皮糖萼层变薄，从细胞表面脱落

障功能，并促进了内皮细胞释放炎性细胞因子和活性氧（reactive oxygen species，ROS）。动脉硬化的超早期病变——内皮糖萼损伤、炎症和高血糖是引起血管内皮细胞功能障碍的原因之一，同时，打破了血管内皮细胞中的凝血、纤溶平衡（图 1-5）。如果清除了血管内皮细胞表面的糖萼，内皮细胞的通透性则会增加，因此会出现蛋白尿，从而发现了内皮细胞的功能异常与糖尿病肾病等肾损害有关。在关于慢性肾病（Chronic Kidney disease，CKD）患

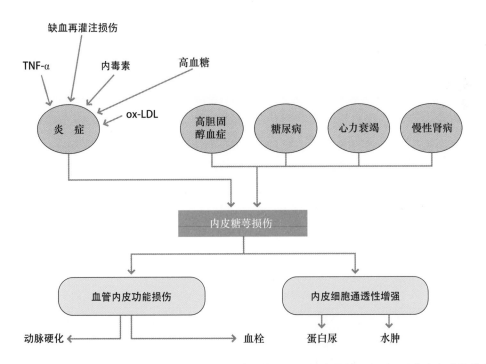

图 1-5　内皮糖萼损伤引发的血管内皮功能障碍。导致血管内皮功能障碍的一个原因是内皮细胞的糖萼受损，其是由炎症、高血糖等因素引发的病理改变，并与多种疾病的发生密切相关。

者的临床研究中，因血管内皮细胞的糖萼脱落[*1]而产生的蛋白多糖 -1 和糖醛酸在血液中的浓度随 CKD 的加重而升高[7]。此外，在糖尿病[8-9]、高胆固醇血症[10-11]、急性炎症[10-11]、缺血再灌注[12-13]、透析患者[14]中也明确存在内皮糖萼损伤。

广为人知的内毒素[10]和 TNF-α[*2][15-16]、氧化 LDL[17-18]、高血糖[19]等引起炎症的物质是血管内皮细胞的内皮糖萼损伤的原因，甚至脱水[20]、水肿、心力衰竭等病理状态下产生的过多的 ANP[*3][21-22]也被发现与内皮糖萼损伤有关。有关 ESL 的研究显示，动脉硬化、心力衰竭等循环系统疾病的发生、发展，与血管内皮功能损伤机制之间可能存在相关关系。

3. 剪切应力

血流和血压会对血管壁造成剪切应力（shear stress），该机械压力与维持血管内皮细胞功能相关。生理条件下，剪切应力使内皮细胞释放 NO 和 PGI_2，抑制血小板聚集。在剪切应力较高的情况下，t-PA[*4]的释放增加，激活纤溶系统，同时凝血因子会增加，但血液凝固受到抑制。另一方面，在剪切应力较低的情况下，不会增加 t-PA 的释放，凝血因子减少。另外，剪切应力增加时，黏附分子的表达减少，剪切应力下降时，VCAM-1 的表达增加，使单核细胞处于容易与血管壁黏附的状态。

某些原因使某处血管损伤，使该处血流由层流（laminar flow）转变为湍流，由于剪切应力下降，改变了血管内皮细胞的形状、方向，使得排列紊乱（图 1-6）。这样的血管内皮细胞会产生过多的活性氧（ROS）。细胞核转录因子（NF-κB）[*5]通过抑制具有抗凝、抗炎作用的 Krüppel-like factor 2（KLF2）[*6]等削弱细胞内信号转导，打破血管内皮功能的平衡（图 1-7）。

4. 内皮素

1988 年柳泽等发现血管内皮细胞分泌的内皮素（endothelin, ET）是一种强力平滑肌细胞收缩因子[23]，其有 ET-1、ET-2、ET-3 三个异构体。ET-1、ET-2 对 ET_A 受体有较强的亲和性，三个异构体对 ET_B 受体的亲和性相同。多种组织可产生内皮素，在健康人体内 ET-1 的浓度非常低，仅用于维持血管的适当收缩。然而，在血管内皮细胞功能异常的情况下，血管内皮细胞产生过量的 ET-1，使心血管纤维化、细胞增生与肥大，增大血管通透性来引起炎症，导致血管收缩（图 1-8）。ET-1 与血管平滑肌细胞表面的 ET_A 受体结合

[*1]　蛋白酶分解细胞膜表面的膜蛋白，并释放到培养液或血液中的现象。

[*2]　肿瘤坏死因子 - α（tumor necrosis factor-α，TNFα），由血管内皮细胞、单核细胞、巨噬细胞、脂肪细胞产生。平滑肌增生和内皮细胞的黏附因子生成增多，引起炎症，促进动脉硬化。

[*3]　心房钠尿肽（atrial natriuretic peptide，ANP）。

[*4]　组织型纤溶酶原激活物（tissue plasminogen activator）。

[*5]　一种促进炎症及增生、凝血等作用的细胞核转录因子。

[*6]　一种具有激活内皮源性一氧化氮合酶（eNOS）的细胞核转录因子，能生成 NO 和血栓调节蛋白，并拮抗 NF-κB 的作用。

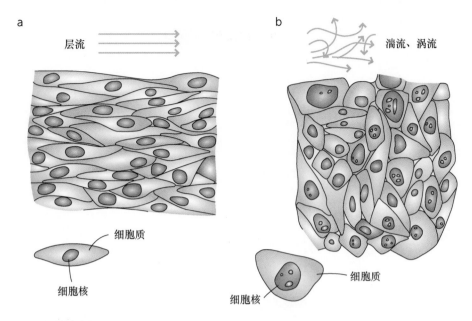

图 1-6 剪切应力引起的血管内皮细胞的变化。a，在稳定的剪切应力的基础上，施加生理性的伸展刺激和压力刺激，给锤形的内皮细胞形态和排列方向保持固定，细胞间为紧密连接。**b**，由于狭窄部的下游剪切应力降低产生的湍流和涡流，可对血管产生过度伸展刺激和压力刺激，在这些地方容易形成血栓和动脉硬化。无剪切应力的情况下，内皮细胞呈现为大小固定的不规则形态，细胞间为无序排列，内皮细胞细胞表面的黏附因子过度表达，激活的单核细胞容易黏附，同时血管平滑肌和成纤维细胞的增生的细胞因子

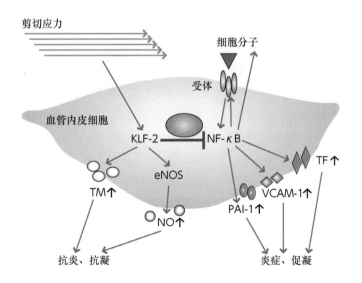

图 1-7 剪切应力对血管内皮细胞的炎症、凝血功能的影响。稳定的剪切应力，可激活 KLF2 产生 eNOS、TM 起到抗炎、抗凝作用，可竞争性地抑制 NF-κB 拮抗其促炎、促凝的作用。TM 是内皮细胞，细胞膜上能将凝血酶转换成抗凝酶的蛋白质。eNOS 能促进一氧化氮（NO）的合成。NF-κB 在促进 PAI-1、VCAM-1 及 TF 表达的同时，能进一步增加促炎细胞因子，从而促进炎症、血液凝固的发生、发展

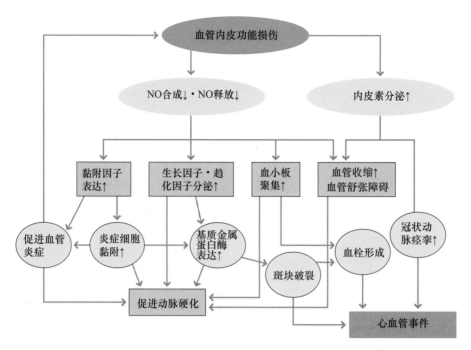

图 1-8　**血管内皮功能损伤导致心血管疾病发病的机制**。在血管内皮细胞功能异常的情况下，血管内皮细胞中 NO 的合成和释放降低，引起慢性血管炎症；同时，内皮细胞分泌过量的内皮素，使心血管纤维化、细胞增生与肥大，增加血管通透性引起炎症，导致血管收缩

使平滑肌收缩，与高血压、动脉硬化、蛛网膜下腔出血后的血管壁挛缩，心力衰竭、肺动脉高压 [*1] 以及慢性肾病等疾病的恶化有密切的关系。

5. 炎症

炎症反应可减少 eNOS 的表达并促进 eNOS 的 mRNA 分解，最终减少 NO 的合成。慢性炎症会引起炎症因子的过度分泌，损伤血管内皮。典型的促炎细胞因子——TNF-α、IL-1β 可使血管内皮细胞 NO 合成增多。血管内皮产生的这些炎症信号，是生命体防御反应激活的标志，而过度的防御反应会引发多种疾病。

肥胖患者的血液中，随着促炎因子浓度增加，血管内皮细胞功能减低。在以肥胖人群为对象的研究中，血液中的 C 反应蛋白（CRP）和过氧化物酶（MPO）浓度，与 FMD 所反映的血管内皮细胞功能呈强负相关关系 [24]。在动脉硬化性疾病、CKD、心力衰竭等疾病中，血液中促炎因子浓度上升的同时，总伴随着血管内皮细胞功能下降，考虑内皮改变与慢性炎症所致的病情恶化相关。血管内皮为了应对这些不利因素而激活多种信号通路，试图维持机体的稳态，但不幸的是，这些努力却促进了动脉硬化的进展和心力衰竭的病情恶化。

[*1]　肺动脉高压（pulmonary arterial hypertension，PAH）：难治性呼吸疾病的一种，伴随着特发性，有结缔组织病、先天性心脏病、门静脉高压等表现，共 8 种临床分类。原因不明。

6. 细胞老化

Klotho 蛋白是一种由肾分泌的蛋白质，主要作用是保护血管内皮，Klotho 蛋白的缺乏和生成减少会导致显著的钙化、动脉硬化、肺气肿、白内障、皮肤萎缩等全身早期老化的表现[25]。Klotho 基因残缺的小鼠出生后很早即表现出血管内皮细胞功能下降，内皮细胞数量较少[26]。这种小鼠的血管内皮细胞内的钙浓度较高，存在过度激活能分解用于内皮细胞间黏附的钙黏蛋白的柠檬酸循环，其细胞间的连接变得脆弱，血浆中的磷酸钙沉积于血管壁引起血管钙化。

三、血管内皮功能异常反映出的问题

正常的血管内皮对各种情况反应迅速，对维持机体的稳定性起着重要作用。一方面，肥胖和吸烟等不良危险因素以及很多疾病会使血管内皮功能下降。血管内皮功能的异常状态即血管功能障碍促进了动脉硬化的进展（图 1-9），最具代表性的疾病是高血压、脂质代谢异常、糖尿病、结缔组织病、败血症等。另外，与心血管疾病相关的环境因素，如暴露在吸烟、大气污染等，也会降低血管内皮功能[27]（图 1-10）。冠状动脉的血管内皮功能与心肌缺血有关[28-29]，冠状动脉的血管内皮功能下降本身就是动脉硬化的早期病变[30]，与缺血性心脏病和心血管疾病的病情进展密切相关[4, 31, 33]（图 1-11）。标准化是血管内皮功能检测方面的一个问题[34-35]。可以使用非侵入性、操作简便的反应性充血外周动脉张力（reactive hyperemia-peripheral arterial tonometry，RH-PAT）指数方法[37-38]。其测出的血管

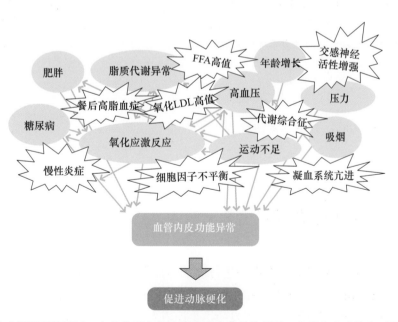

图 1-9　**血管内皮功能障碍的机制**。在多种不良危险因素及疾病的作用下，血管内皮功能会下降；血管内皮功能的异常状态，即血管内皮功能障碍，促进动脉硬化进展

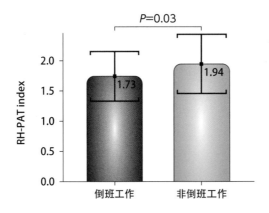

图 1-10　**倒班工作对血管内皮功能的影响**。倒班工作者的血管内皮功能下降（Suessenbacher，et al：Am J Cardiol，107（6）：945-948，2011 年修订）

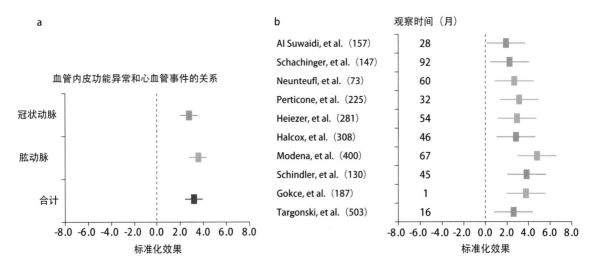

图 1-11　**血管内皮功能与心血管事件相关的 meta 分析**。在冠状动脉或外周动脉中测量到的血管内皮功能，与心血管事件密切相关。**a**，血管内皮功能和心血管事件相关的 meta 分析；**b**，括号内表示病例数（Lerman A，Zeiher AM：Circulation，111（3）：363-368，2005 年修订）

内皮功能障碍和心血管事件密切相关[36]。用此法检测到的血管内皮功能，是心血管事件的独立预测因子[39]。

四、血管内皮功能检测的临床应用

　　1990 年，使用超声波检查设备进行肱动脉血管内皮功能测定的血流介导的血管扩张（flow-mediated dilation，FMD）技术问世。FMD 通过超声测量肱动脉反应性充血引发的血管扩张反应以及血管活性药物引发的扩张反应来评价内皮功能。

　　非侵入性 FMD 血管内皮细胞功能检测设备问世，此设备能够捕捉实时血管内径变化，健康者也可以反复测定。FMD 作为非侵入性血管内皮功能检查手段在临床研究中被使用，但由于检查的烦琐和可重复性较差，以及对医生技术和经验的高要求等原因，在实际临床中无法广泛普及[40]。

近年来，具有高重复性、测量简便的非侵入性血管内皮细胞功能检测方法，反应性充血外周动脉张力（reactive hyperemia-peripheral arterial tonometry，RH-PAT）指数问世[41]（图 1-12）。RH-PAT 指数是冠状动脉血管内皮细胞功能障碍的有效预测因子，并在腺苷引起的反应性充血试验中显示出其与冠状动脉血流的储备功能密切相关[42]（图 1-13）。另外，Framingham 风险评分（Framingham risk score）*1 与 RH-PAT 指数相结合，对心血管事件的预测非常有益[39]。向健康受试者注射 L-NAME 的 RH-PAT 检测血管内皮功能的研究结果发现 RH-PAT 测定，是一种依赖于血管内皮合成 NO 的反应[43]。探讨其与 FMD 的关系发现，RH-PAT 指数与 FMD（%）相关（$r = 0.05$，$P < 0.0001$），高血压、脂质代谢异常、吸烟、冠状动脉疾病家族史等冠状动脉疾病危险因素可累积并加重内皮功能障碍[38]。此外，还受交感神经张力的影响，其显示血管内皮功能的 RH-PAT 指数与用血管超声测量肱动脉得出的 FMD 在生理学上的表现略有不同。RH-PAT 指数与 FMD 相比，仍有待进一步大规模大样本的临床研究明确其与疾病之间的关系。

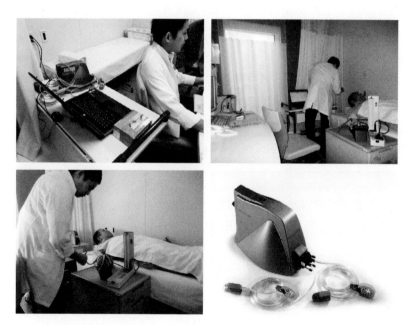

图 1-12 **RH-PAT 血管内皮功能检测仪（EndoPAT™）**。这是一种应用了类似于在手指上安装芯片来测量手指指尖动脉搏动的测量仪器，在安静仰卧位时同时测量双手食指的脉搏波，压迫单侧手臂，阻断血流，随后释放血流造成反应性充血。为了保持良好的可重复性，有必要限制咖啡因的摄取；特别是在空腹检测时要注意摄取水分以免造成脱水

---

*1 以既往无心血管疾病史的美国普通居民为对象的 Framingham 研究得到的冠状动脉疾病的发病预测积分。马萨诸塞州研究于 1948 年由 NIH（美国国立卫生院）在美国马萨诸塞州开展，目前也正在对大规模流行病学的研究进行追踪调查。

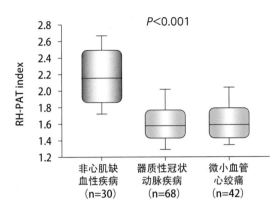

图1-13　外周血管内皮功能和冠状动脉疾病的关系。器质性冠状动脉疾病和微小血管心绞痛使血管内皮功能下降。RH-PAT被认为是冠脉血流储备功能的预测因子（Matsuzawa Y，et al：JAm Coll Cardiol，55（16）：1688-1696，2010年修订）

　　血管内皮功能不仅是一种病理表现，治疗靶点也是诊断冠状动脉痉挛性绞痛的条件之一。冠状动脉的血管内皮功能异常引起冠状动脉痉挛（冠脉痉挛），是冠状动脉痉挛性心绞痛和微小血管心绞痛的原因[42]。使用心脏导管向冠脉管腔内注射乙酰胆碱、缓激肽等药物诱发冠脉收缩的侵入性检查是诊断该疾病的一种方法[45]。多数器质性冠状动脉病变需接受经皮冠状动脉成形术（PCI）治疗，而冠状动脉痉挛性心绞痛仅口服钙离子受体拮抗剂即可控制心绞痛的发作。因此，经心脏导管的血管内皮功能药物负荷试验在诊断中尤为重要，目前还广泛应用于血液循环疾病的检测中。

五、血管内皮功能障碍到动脉硬化

　　动脉硬化性疾病的发生不仅与遗传因素，还与饮食习惯、吸烟、饮酒等不良嗜好，以及日常活动和运动习惯等生活方式密切相关，会受到倒班或独居等环境因素的影响。此外，来自家庭和工作的心理压力、贫困、社区等社会经济因素也与动脉硬化性疾病的发生密切相关。Ross提出了血管内皮细胞伤害反应学说（response to injury），该学说假设作为冠状动脉疾病发病基础的动脉硬化是反应性炎症所导致的[2]，因此开展了各种关于炎症和氧化应激引起动脉硬化的机制的研究（图1-14）。在动脉硬化性疾病的发生与进展中，血管内皮功能障碍，内皮糖萼受损，慢性炎症和过度激活的氧化应激反应，肾素-血管紧张素-醛固酮系统和交感神经功能亢进等，各种各样的机制综合参与。动脉硬化是由多种不良生活方式的累积所造成的疾病，其会进展为缺血性心脏病，最终造成慢性心力衰竭（图1-15）。近年来，逐渐发现了与慢性炎症所致的细胞衰老及动脉硬化发生、发展相关的目标分子。

　　血管内皮糖萼层受损时，由于破坏了物理屏障，在抗凝作用失效的同时还会吸引血小板黏附。另外，在内皮功能障碍处，局部血管收缩，受损的血管内皮细胞表面表达PAI-

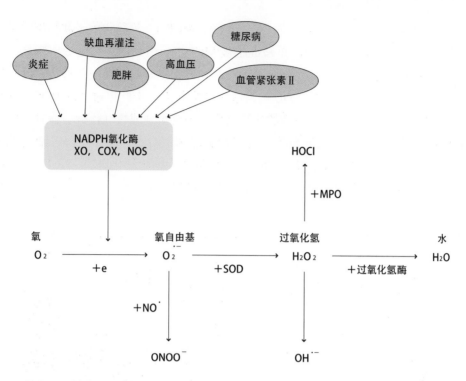

图 1-14　**血管内皮细胞中活性氧簇（ROS）的产生机制。**在炎症、缺血再灌注、血管紧张素Ⅱ的刺激下，会产生各种超氧化物 ROS。XO：黄嘌呤氧化酶，COX：细胞色素 C 氧化酶，HOCl：次氯酸，MPO：髓过氧化物酶，ONOO：过氧亚硝基

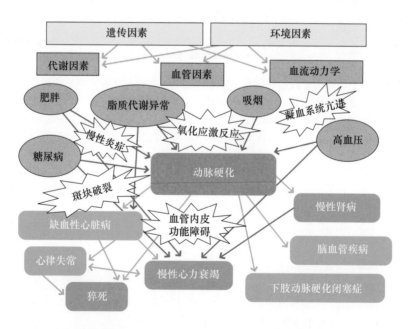

图 1-15　**动脉硬化的进展与相关疾病的关系。**各种不良生活习惯累积造成动脉硬化，它的进一步进展会导致缺血性心脏病，最终会发展为慢性心力衰竭

1[*1]、TF[*2]、ICAM-1[*3]、VCAM-1[*4] 等黏附因子。此外，MCP-1[*5] 等趋化因子和细胞因子生成过多，并伴随过多的 ROS。血液中的单核细胞被 MCP-1 吸引到内皮细胞受损区域，经黏附因子黏附到内皮细胞上，在内皮细胞表面滚动并经过细胞外间隙向内膜移动，巨噬细胞分化并产生生长因子，吞噬氧化的 LDL 成为泡沫细胞并进一步产生过多的 ROS。这些炎症和氧化应激反应相互促进，产生负面的连锁反应，最终衍变成慢性疾病，血管周围的肌成纤维细胞异常增殖。进一步刺激血管平滑肌细胞增殖、游走，胶原蛋白等细胞外基质增多，泡沫细胞和淋巴细胞聚集，由动脉粥样硬化发展为动脉硬化斑块（图 1-16）。而血管内皮功能障碍在这一系列动脉硬化病变的极早期就已出现了。

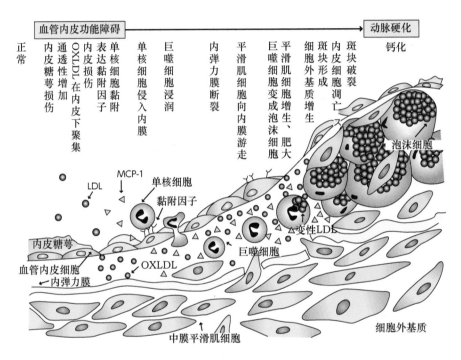

图 1-16　血管内皮功能障碍到动脉粥样硬化的发生机制。血管内皮功能障碍始于内皮糖萼受损，导致内皮细胞层的通透性增加，氧化的 LDL 向内皮下聚积，而损伤血管内皮。受损的内皮细胞，会过多表达黏附因子和 MCP-1，促进单核细胞的黏附。侵入内膜的单核细胞经清道夫受体吞噬大量的氧化 LDL 转化成巨噬细胞，并分解 OXLDL 转变为泡沫细胞。另一方面，接收到血管内皮功能障碍信号的血管平滑肌细胞从血管中膜平滑肌层游走增殖，并通过破裂的内弹力膜在内膜增殖。此外，血流中的骨髓前体细胞、血管外膜的成纤维细胞游走并聚集于动脉硬化粥样脂核中，并进一步使脂核变大，胶原蛋白等细胞外基质增生，从而促进血管内膜增厚，血管重构。在动脉硬化粥样脂核中，纤维细胞的一部分分化成骨芽细胞生成钙结合蛋白、骨成型蛋白 BMP-2，促进血管钙化

[*1]　纤溶酶原激活物抑制剂 -1（plasminogen activator inhibitor-1），血管内皮功能损伤的标志物之一。

[*2]　组织因子（tissue factor），第Ⅲ因子，在组织损伤时释放从而引发生理性止血的外源性凝血因子。

[*3]　细胞间黏附分子 -1，主管免疫细胞相互作用的细胞黏附因子的一员。

[*4]　血管细胞黏附分子 -1，存在血管内皮细胞表面，介导白细胞与内皮细胞之间的黏附。

[*5]　单核细胞趋化蛋白 -1，诱导白细胞游走的趋化因子，在动脉硬化和免疫反应初期扮演主要角色。

六、血管内皮功能异常导致冠状动脉痉挛性心绞痛

谈到血管内皮功能，就一定包括我国在内的亚洲人群患病率较高的"冠状动脉痉挛性心绞痛"[*1]。冠状动脉痉挛不仅能引发冠状动脉痉挛性心绞痛，也能引发劳力性心绞痛和急性心肌梗死，甚至是猝死[46]（图1-17）。在探索冠状动脉痉挛与血管内皮细胞之间关系的研究中，1980年通过机械剥脱兔子冠状动脉的血管内皮细胞引起了局部动脉硬化，并给予麦角碱负荷，则会引起冠状动脉反应性痉挛[47]。另外，经颈静脉向迷你猪的冠状动脉注入组胺的实验，使猪重现冠状动脉痉挛，证明了冠状动脉痉挛会在动脉硬化的基础上发生[48]。

这些发现证明，引发冠状动脉痉挛的原因是血管内皮功能异常，进一步会引发动脉硬化性疾病。

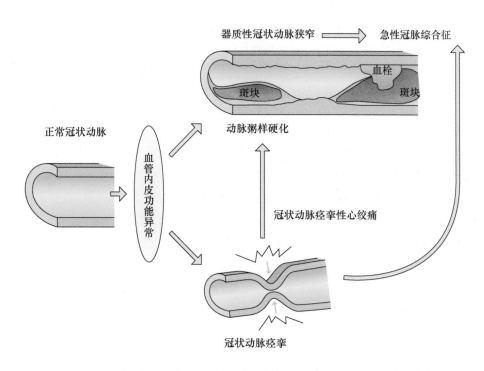

图 1-17 **冠状动脉痉挛性心绞痛和器质性冠状动脉狭窄**。急性心肌梗死的原因有冠状动脉痉挛性心绞痛和由斑块破裂导致的冠状动脉狭窄-闭塞两种；冠状动脉痉挛性心绞痛，易在夜间至凌晨安静状态下发作，是急性心肌梗死或猝死的原因

————————————

[*1] 也称为变异型心绞痛，由夜间或凌晨等安静状态时冠状动脉痉挛引起的心绞痛。日本人群大量吸烟是其发病的原因之一。与冠状动脉器质性改变引起的心绞痛不同，其以药物治疗为主。

七、当前血管内皮功能为何受到关注?

在动脉硬化的初期阶段,各种各样的血管内皮细胞损伤因子会引起内皮细胞功能障碍。在这个阶段,伴随动脉硬化进展会发生器质性变化,即结构和形态上的改变,其中最主要的是可逆的功能性变化。由此,诊断血管内皮功能对动脉硬化性疾病的早期发现、早期治疗是有用的,2012 年(平成 24 年)医学诊疗收费项目修正并新设了"血管内皮功能检测"。血管内皮功能检测与检查方法及部位数量无关,每月只限 1 次检查,可检查 200人次(表 1-2)。

表 1-2　血管内皮功能测定条件(2012 年医学诊疗收费分数表)

细目	区分	记录事项
第二章　专业诊疗科 第三部分　检查 第三节　体检科 呼吸循环系统功能检测等	D207 测量体液量	4. 血管内皮功能检查(一系列) (200 人次)
	通知(5)	(4)在血管内皮细胞功能检测时,局部自热曲线或超声检查等,不限血管内皮细胞功能的检查方法及部位,一个月一次,作为一连串检查计算。此时,有使用超声检查的情况,不计算超声检查的费用

从预防医学的角度来看循环系统疾病,应将控制冠状动脉危险因素作为心血管病的疾病管理的重点。但是,仍需更敏感的反映早期病变的指标。例如,对体重指数(body mass index,BMI)达 30 kg/m^2 的代谢综合征患者进行饮食和运动指导,判定干预效果时,脉搏波传导速度[*1](pulse wave velocity,PWV)检查可作为一个有用的疗效判定指标。不过,对血压控制良好的肥胖患者和代谢综合征患者来说,测定值多表现为正常。即便存在异常高值,检查数据也很难反映出改善效果来。在进行减重和消除运动不足等手段的情况下,升高的 PWV 的改善效果常常需要半年至数年的时间才能显现出来。而血管内皮功能,3 ~ 4 周便可得到明显的改善效果,因此血管内皮功能检测在观察患者控制高危因素和改善效果方面是很有用的。

八、血管内皮功能在循环系统预防医学中的定位

在超高龄社会的日本,作为循环系统疾病终末阶段的慢性心力衰竭的患病率在持续增高,由其高复发性引起反复的医疗急救程序及日益增加的社会负担,使医疗机构疲于应

[*1] 动脉越僵硬,则心脏跳动泵出的血液流动速度越快,测定两处脉搏波的传导速度来评价血管的硬度,是动脉硬化的指标之一。

付，且医疗费用高涨。循环系统预防医学的目标是改善心脑血管疾病患者的预后和 QOL。因此，对预防动脉硬化性疾病发病、发展，甚至以缺血性心脏疾病为基础的慢性心力衰竭的预防是我们必须承担的社会职责。

　　在 Braunwald's 心脏病学第 9 版中刊登了冠状动脉疾病一级预防和二级预防的概念图。这里将危险因素分成预后预测因子（predict risk）和预后改善因子（reduce risk）两种，所谓的冠状动脉危险因素的"可改变因素"，位于这两种因子的重叠部分。这一概念在循环系统预防医学包括危险因素管理方面是非常重要的（图 1-18）。特别指出的一点是，作为风险预测的评价因素，它可用于运动耐力检测和血液循环系统的影像学检查，并通过预后改善因子在排除风险的同时提供治疗靶点。尤其是，在作为预后预测因素的"评估因素"中，在"可改变因素"的最后加入了 hs-CRP（超敏 C 反应蛋白），以期能有效控制患者冠状动脉疾病的风险。

　　循环系统疾病中，特别是缺血性心脏病是在动脉硬化的基础上发展而来的。吸烟、高血压、糖尿病、肥胖、脂质代谢异常等冠状动脉危险因素累积起来引起全身的慢性炎症和过度激活氧化应激反应，导致交感神经功能亢进及高凝状态（图 1-19）。这一系列的促进动脉硬化的条件继续进展，不仅会引起缺血性心脏病和脑血管疾病，还会引起心律失常、心源性猝死和慢性心力衰竭。在循环系统预防医学上，为了预防动脉硬化的发生及发展，应该了解和改变冠状动脉的危险因素，及生活习惯。因此，不能仅是通过药物治疗与不良生活习惯相关的疾病，而需要找到促使动脉硬化的主要原因，采取全面的解决方法。

　　为了敏锐地反映血管内皮功能和动脉硬化的情况，在个体体检、企业健康检查等一级预防的情况下，可以期待把动脉硬化作为早期筛查的指标。另外，近年来有慢性心力衰竭

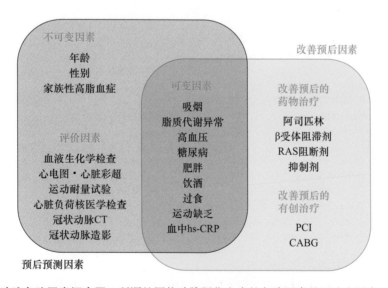

图 1-18　冠状动脉危险因素概念图。所谓的冠状动脉硬化疾病的危险因素是可改变因素，也是预后预测因素和预后改善因素。hs-CRP，超敏 C 反应蛋白；PCI，经皮冠状动脉成形术；CABG，冠状动脉旁路搭桥术（Primary and secondary prevention of coronary artery disease（Figure 49-3），Brawnwald's HEART DISEASE 9ᵗʰ edition のコンセプトを参考に作図）

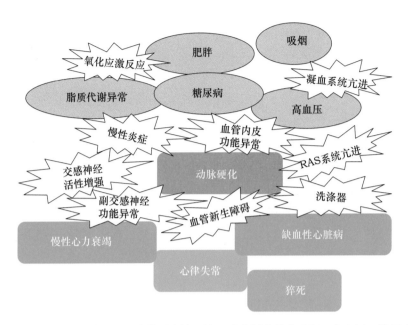

图 1-19　**动脉硬化性疾病发病的机制**。动脉引发缺血性心脏病硬化是由吸烟、高血压、糖尿病、脂质代谢异常、肥胖等生活习惯相应疾病引起的。随着动脉硬化的进展，最终表现为慢性心力衰竭。慢性炎症和氧化应激反应是动脉硬化性疾病发生、发展的源头，血管内皮功能异常与多种机制相关

患者血管内皮功能下降的报告，即预测因子对心血管事件预后的预测作用也是一个焦点。也就是说，血管内皮功能不仅可以用于一级预防，还可以作为医疗机构的心脏疾病二级预防的有效判定指标。

📖 参考文献

[1] Higashi Y, et al.：Endothelial function and oxidative stress in cardiovascular diseases. Circ J, 73（3）：411-418, 2009.

[2] Ross R：Atherosclerosis—an inflammatory disease. N Engl J Med, 340（2）：115-126, 1999.

[3] Widlansky ME, et al.：The clinical implications of endothelial dysfunction. J Am Coll Cardiol, 42（7）：1149-1160, 2003.

[4] Suwaidi JA, et al.：Long-term follow-up of patients with mild coronary artery disease and endothelial dysfunction. Circulation, 101（9）：948-954, 2000.

[5] Heitzer T, et al.：Endothelial dysfunction, oxidative stress, and risk of cardiovascular events in patients with coronary artery disease. Circulation, 104（22）：2673-2678, 2001.

[6] Verma S, et al.：A self-fulfilling prophecy：C-reactive protein attenuates nitric oxide production and inhibits angiogenesis. Circulation, 106（8）：913-919, 2002.

[7] Padberg JS, et al.：Damage of the endothelial glycocalyx in chronic kidney disease. Atherosclerosis, 234（2）：335-343, 2014.

[8] Broekhuizen LN, et al.：Effect of sulodexide on endothelial glycocalyx and vascular permeability in patients with type 2 diabetes mellitus. Diabetologia, 53（12）：2646-2655, 2010.

[9] Nieuwdorp M, et al.：Endothelial glycocalyx damage coincides with microalbuminuria in type 1 diabetes. Diabetes, 55（4）：1127-1132, 2006.

[10] Nieuwdorp M, et al.：Tumor necrosis factor-alpha inhibition protects against endotoxin-induced endothelial glycocalyx perturbation. Atherosclerosis, 202（1）：296-303, 2009.

[11] Meuwese MC, et al.：Partial recovery of the endothelial glycocalyx upon rosuvastatin therapy in patients with heterozygous familial hypercholesterolemia. J Lipid Res, 50（1）：148-153, 2009.

[12] Rehm M, et al.：Shedding of the endothelial glycocalyx in patients undergoing major vascular surgery with global and regional ischemia. Circulation, 116（17）：1896-1906, 2007.

[13] Bruegger D, et al.：Release of atrial natriuretic pep-

tide precedes shedding of the endothelial glycocalyx equally in patients undergoing on- and off-pump coronary artery bypass surgery. Basic Res Cardiol, 106 (6): 1111-1121, 2011.

[14] Vlahu CA, et al.: Damage of the endothelial glycocalyx in dialysis patients. J Am Soc Nephrol, 23 (11): 1900-1908, 2012.

[15] Henry CB, et al.: TNF-alpha increases entry of macromolecules into luminal endothelial cell glycocalyx. Am J Physiol Heart Circ Physiol, 279 (6): H2815-2823, 2000.

[16] Chappell D, et al.: TNF-alpha induced shedding of the endothelial glycocalyx is prevented by hydrocortisone and antithrombin. Basic Res Cardiol, 104 (1): 78-89, 2009.

[17] Vink H, et al.: Oxidized lipoproteins degrade the endothelial surface layer: implications for platelet-endothelial cell adhesion. Circulation, 101 (13): 1500-1502, 2000.

[18] Constantinescu AA, et al.: Elevated capillary tube hematocrit reflects degradation of endothelial cell glycocalyx by oxidized LDL. Am J Physiol Heart Circ Physiol, 280 (3): H1051-1057, 2001.

[19] Nieuwdorp M, et al.: Loss of endothelial glycocalyx during acute hyperglycemia coincides with endothelial dysfunction and coagulation activation in vivo. Diabetes, 55 (2): 480-486, 2006.

[20] Rehm M, et al.: Changes in blood volume and hematocrit during acute preoperative volume loading with 5% albumin or 6% hetastarch solutions in patients before radical hysterectomy. Anesthesiology, 95 (4): 849-856, 2001.

[21] Bruegger D, et al.: Atrial natriuretic peptide induces shedding of endothelial glycocalyx in coronary vascular bed of guinea pig hearts. Am J Physiol Heart Circ Physiol, 289 (5): H1993-1999, 2005.

[22] Jacob M, et al.: Physiological levels of A-, B- and C-type natriuretic peptide shed the endothelial glycocalyx and enhance vascular permeability. Basic Res Cardiol, 108 (3): 347, 2013.

[23] Yanagisawa M, et al.: A novel potent vasoconstrictor peptide produced by vascular endothelial cells. Nature, 332 (6163): 411-415, 1988.

[24] Mah E, et al.: Vitamin C status is related to proinflammatory responses and impaired vascular endothelial function in healthy, college-aged lean and obese men. J Am Diet Assoc, 111 (5): 737-743, 2011.

[25] Kuro-o M, et al.: Mutation of the mouse klotho gene leads to a syndrome resembling ageing. Nature, 390 (6655): 45-51, 1997.

[26] Kusaba T, et al.: Klotho is associated with VEGF receptor-2 and the transient receptor potential canonical-1 Ca^{2+} channel to maintain endothelial integrity. Proc Natl Acad Sci U S A, 107 (45):

19308-19313, 2010.

[27] Suessenbacher A, et al.: Comparison of peripheral endothelial function in shift versus nonshift workers. Am J Cardiol, 107 (6): 945-948, 2011.

[28] Hasdai D, et al.: Coronary endothelial dysfunction in humans is associated with myocardial perfusion defects. Circulation, 96 (10): 3390-3395, 1997.

[29] Zeiher AM, et al.: Impaired endothelium-dependent vasodilation of coronary resistance vessels is associated with exercise-induced myocardial ischemia. Circulation, 91 (9): 2345-2352, 1995.

[30] Lerman A, et al.: Endothelial function: cardiac events. Circulation, 111 (3): 363-368, 2005.

[31] Targonski PV, et al.: Coronary endothelial dysfunction is associated with an increased risk of cerebrovascular events. Circulation, 107 (22): 2805-2809, 2003.

[32] Schachinger V, et al.: Prognostic impact of coronary vasodilator dysfunction on adverse long-term outcome of coronary heart disease. Circulation, 101 (16): 1899-1906, 2000.

[33] Halcox JP, et al.: Prognostic value of coronary vascular endothelial dysfunction. Circulation, 106 (6): 653-658, 2002.

[34] Ganz P, et al.: Individualized approach to the management of coronary heart disease: identifying the nonresponders before it is too late. J Am Coll Cardiol, 53 (4): 331-333, 2009.

[35] Deanfield JE, et al.: Endothelial function and dysfunction: testing and clinical relevance. Circulation, 115 (10): 1285-1295, 2007.

[36] Gokce N, et al.: Risk stratification for postoperative cardiovascular events via noninvasive assessment of endothelial function: a prospective study. Circulation, 105 (13): 1567-1572, 2002.

[37] Kuvin JT, et al.: Assessment of peripheral vascular endothelial function in the ambulatory setting. Vasc Med, 12 (1): 13-16, 2007.

[38] Kuvin JT, et al.: Assessment of peripheral vascular endothelial function with finger arterial pulse wave amplitude. Am Heart J, 146 (1): 168-174, 2003.

[39] Rubinshtein R, et al.: Assessment of endothelial function by non-invasive peripheral arterial tonometry predicts late cardiovascular adverse events. Eur Heart J, 31 (9): 1142-1148, 2010.

[40] Flammer AJ, et al.: The assessment of endothelial function: from research into clinical practice. Circulation, 126 (6): 753-767, 2012.

[41] Bonetti PO, et al.: Noninvasive identification of patients with early coronary atherosclerosis by assessment of digital reactive hyperemia. J Am Coll Cardiol, 44 (11): 2137-2141, 2004.

[42] Matsuzawa Y, et al.: Digital assessment of endothelial function and ischemic heart disease in women. J Am Coll Cardiol, 55 (16): 1688-1696, 2010.

[43] Nohria A, et al.：Role of nitric oxide in the regulation of digital pulse volume amplitude in humans. J Appl Physiol（1985）, 101（2）：545-548, 2006.

[44] Hamburg NM, et al.：Relation of brachial and digital measures of vascular function in the community：the Framingham heart study. Hypertension, 57（3）：390-396, 2011.

[45] Zeiher AM, et al.：Modulation of coronary vasomotor tone in humans. Progressive endothelial dysfunction with different early stages of coronary atherosclerosis. Circulation, 83（2）：391-401, 1991.

[46] Wiener L, et al.：Spectrum of coronary arterial spasm. Clinical, angiographic and myocardial metabolic experience in 29 cases. Am J Cardiol, 38（7）：945-955, 1976.

[47] Henry PD, et al.：Supersensitivity of atherosclerotic rabbit aorta to ergonovine. Mediation by a serotonergic mechanism. J Clin Invest, 66（2）：306-313, 1980.

[48] Shimokawa H, et al.：Coronary artery spasm induced in atherosclerotic miniature swine. Science, 221（4610）：560-562, 1983.

血管内皮功能检测技术

要点

- 血管内皮功能研究是日本领先的领域。
- 血管内皮功能检测技术包括使用超声的 FMD 和测定指尖容积脉搏波的 RH-PAT。
- 由于利用体积描记进行的血管内皮功能测定烦琐复杂，不适合作为临床试验来进行。
- FMD 单位是 "%"，FMD（%）通过反应性充血的肱动脉直径扩张评价。
- RH-PAT 是一种简便、重复性良好的检测方法，但还需要更多的证据支持。

一、体积描记法

体积描记法也称为压力测量体积描记术，其在阻断肱动脉灌注的状态下，利用容积脉搏波测量前臂容积的变化。我们有两种方法，一是将乙酰胆碱[*1] 等血管活性物质注入体内，测定血流量的变化，另一种是通过在上臂缠绕袖带，充血解除后缺血所致反应性充血的非侵入性观测方法。

1993 年 Casino 等报道说高脂血症患者的血管内皮依赖性血管扩张反应降低[1]。1995 年 Stroes 等还报道了慢性肾病患者的血管内皮功能异常[2]，高脂血症患者因降脂服用药物会影响内皮功能[3]。在这些试验研究中，学者们事先阻碍生理性的 NO 产生，向肱动脉内注入各种物质如 L-NAME[*2]、内皮依赖性血管扩张剂乙酰胆碱和 5- 羟色胺、非血管内皮细胞依赖性血管扩张剂具有直接扩张平滑肌的硝普钠等物质后，分别开始测定。

利用振幅测量血流，被认为是最可靠的血管内皮功能定量检测方法，不过，由于操作烦琐，实操受限，还无法在当今诊疗中作为血管内皮功能的检测手段。

二、基于血管超声检测的血流介导的血管扩张

1992 年，血流介导的血管扩张（flow-mediated dilation，FMD）由 Celemajer 等报道在 Lancet[4] 上：作为非侵入性的血管内皮功能检测技术而受到关注。长期吸烟[5]、寒冷

[*1] 通过胆碱受体使 eNOS/NO 路径激活，扩张血管增加血流。

[*2] NO 合成受体阻滞剂。事先注入血管活性物质评价 NO 的活性与血管扩张反应。

刺激[6]、交感神经阻滞剂[7]等会影响血管内皮细胞功能，叶酸[8]和ACEI[9]，能影响饮食所致的内皮功能障碍。关于肱动脉FMD的临床研究不断发表，2002年在美国学术会议上发布了FMD应用指南[10]。

日本的"血管功能的非侵入性评价法相关指南"中，也详细记载了简易且非侵入性的血管内皮细胞功能检测[11]，反应性充血引起的FMD是在充血释放5分钟后，通过以下公式测量肱动脉反应性充血引起的血管扩张，

$$FMD（\%）=（最大血管扩张内径-安静时血管内径）/安静时血管内径 \times 100\%（\%是单位）$$

算出（图2-1）充血45～60秒后达到血管内径最大值，要想获得可重复性的结果，需要熟练的FMD检查人员。另外，有学者指出，应该考虑到受试者血管直径和手臂的长度等与体格相关的其变化所造成的影响。为了FMD测定值的普遍性以及进一步普及检查，统一的测量方法和仪器是必要的。日本利用统一规格的半自动检测装置测定了4000人的FMD，这项多中心临床观察研究让学者们对建立日本血管内皮功能的数据库抱有很高的期待[12]。

FMD是评价早期动脉硬化的非侵入性血管内皮细胞功能检测的金标准[13]。对5314名日本人的研究显示，广为人知的Framingham风险指标能降低FMD，如年龄增长、BMI增加、高收缩压、高舒张压、高总胆固醇、高三酰甘油、低HDL胆固醇、高LDL胆固醇、高血糖、高HbAlc等，肱动脉内径大，其变化值易于评估也是一个主要原因[14]。

三、可替代FMD的踝肱指数轻度异常值

最近，日本有一篇论文探讨了在筛查血管内皮功能异常中是否能使用踝肱指数（ankel-brachial index，ABI）检查来代替FMD。梶川教授等认为，ABI的轻度异常值可以推测

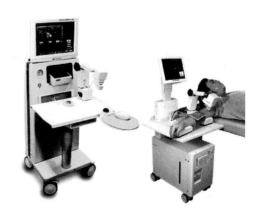

图2-1　**FMD测定**。通过使用高分辨率超声设备，检测静息时的肱动脉直径及反应性充血的血管扩张度，对血管内皮功能进行评估。静息时血管内径测定完毕后，先在前臂绑上袖带阻断血流5分钟，然后通过释放过程中引起剪切应力，以测定内皮依赖性血管扩张度。比起上臂的充血，前臂的充血对NO的依赖性更高。FMD的计算方法是通过静息时血管直径（mm）与最大血管扩张度（mm）的比（%）来计算，如果不足6%～7%，就认为血管内皮功能下降了

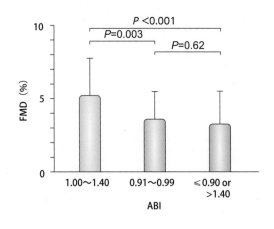

图 2-2　**ABI 轻度升高反映血管内皮功能低下**。ABI 在 0.91 ～ 0.99 轻度升高情况下，血管内皮功能低下（Kajikawa M，et al.：Circ J，2014 より改变）

出血管内皮功能异常[15]。以 389 名日本的健康受试者为对象的研究显示，ABI[*1] 值为 0.91 ～ 0.99 的轻度异常值群和异常值组（ABI ≤ 0.90 或 > 1.40）与正常值组（1.00 ≤ ABI ≤ 1.40）相比，FMD 反映的血管内皮功能明显降低[15]（图 2-2）。从通用性的角度来看，需进一步验证才能在大规模流行病研究和大规模临床试验中应用。

四、指端脉搏波反应性充血外周动脉张力

　　作为非侵入性的血管内皮细胞功能检测技术，反应性充血引起的指端脉搏波的变化用反应性充血外周动脉张力（reactive hyperemia-peripheral arterial tonometry，RH-PAT）表示。RHI 指外周动脉使用容积脉搏波的反应性充血指数，是患者仰卧，将 EndoPAT™ 专用工具安装在两示指指尖，安静 5 分钟，阻断肱动脉血流 5 分钟，反应性充血 5 分钟，指端脉搏波的检测手段共计 15 分钟（图 2-3）。其优点在于，测量和分析均是利用专用软件进行的自动分析，因此，测量简单，可重复性高，而且检查者不需要特殊的技术，不受检查者主观意识的影响。另一方面，为降低交感神经对血管内皮功能的影响，并获得稳定的测定值，最好在光线昏暗、安静的检查室内进行测定。RH-PAT 的另一特点是可以在测量 RH-PAT 指数的同时计算出反映动脉血管壁柔软程度的增强指数（AI）。

　　在 RH-PAT 测定中，两个测定示指脉搏波的器材在使用中会随机产生相应的成本。我们期待本测量设备的进一步改良，以及通过普及检查来降低耗材价格。

[*1]　踝肱血压比（踝肱指数）。一般情况，ABI < 0.90 是 ASO 的阈值，但 0.90 ≤ ABI < 1.00，进行血管造影并确诊为高度动脉硬化的情况也很多。在健康人中，下肢的血压应该比上肢高，下肢血压值低于上肢血压值的情况，有必要筛查动脉硬化的风险。

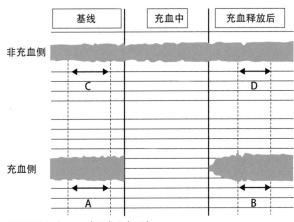

图 2-3　**RH-PAT 的测定**。同时测定两侧示指的脉搏波，在单侧进行 5 分钟的袖带加压后，形成阻断血流的状态，观察解除阻断后的状态。RH-PAT 指数：利用外周动脉容积脉搏波得到的反应性充血指数

RH-PAT index ＝（B/A）/（D/C）

五、FMD 与 RHI 的区别

　　FMD 与 RHI 最大的区别在于，在检测操作上，测量血管内皮功能的血管部位和数值不同，FMD 测量肱动脉，RHI 对指端的静脉-毛细血管级别的血管内皮功能进行评估。

　　"血管功能的非侵入性评价法相关标准（JCS2013）"显示，FMD 和 RHI 的差异主要在于分别测定的是肱动脉和指尖动脉，在参数方面有动脉内径（一维信息）和容积脉搏波 *1（三维信息）[11]。如何选择从根本上不同的分别获取的两种血管内皮功能检测方法，考虑它们各自的优势是有必要的（表 2-1）。

　　就冠状动脉病变的严重度和复杂性的问题而言，分析了 80 名器质性冠状动脉狭窄患者肱动脉 FMD 和 RH-PAT 两种方法检测的血管内皮功能与其相关性的对比[16]。在患有多种病变或复杂病变的冠状动脉疾病患者中，RHI 与 FMD 都具有明显的下降，作为预测因子效果是相同的。这些作者还得出了 RHI 相比 FMD 检查会更少因操作者而造成

表 2-1　**FMD 与 RH-PAT 的差异**

	FMD	RH
测定部位	肱动脉	两手食指
测定原理	动脉内径的反应性扩张	反应性充血所致的指尖毛细血管床的容积增加
测定对象	动脉血管内径	指尖容积
测定仪器	有多种	只有 1 种

---

*1　体积描记术：使用电子仪器在皮肤表面捕捉末梢血管的扩张、收缩的波形，脉搏波有压力波和容积波两种。

差异的结论。另外，根据以 115 名高血压受试者为对象的最新研究结果，RHI 比 FMD 能更敏锐地反映出与心率变化相关的自主神经活动[17]。从这些研究结果中可以看出，RHI 与 FMD 检测血管内皮功能有不同的反应特点。应该根据各自的特点灵活运用这些检查。

另外，迄今为止积累的证据表明，RHI 与 FMD 具有很大的研究空间。截止到 2014 年 12 月 1 日，Pubmed 收录"FMD"的论文有 5279 篇文章，"PAT index"只有 303 篇文献，"RHI"不过 64 篇文献。对于研究历史尚短的 RHI 来说，还有望增加。

六、前臂充血与上臂充血

FMD 检查有前臂和上臂两个充血部位。使用 NO 抑制剂研究充血部位的差异不同，压迫前臂测量肱动脉的 FMD 是 7%；NO 100% 参与，肱动脉主干阻断造成的肱动脉末梢的 FMD 是 12% 左右，参与的 NO 占 40%[18]。另外，在 FMD 的变化对心血管事件的影响中，FMD 下降 1%，与前臂阻断时心血管事件风险上升 9% 相比，上臂阻断造成的风险达到了 17%[19]。反应性充血的血管内皮功能检测中，应根据检查目的选择阻断部位和操作方法。

七、反映血管内皮功能的生物标志物

近年来的临床研究中，除了 FMD 和 RH-PAT 等生理学的血管内皮功能检测外，血液中的血管内皮功能相关的生物标志物（biomarker）也很引人注目（表 2-2）。

1. 一氧化氮（NO）相关

当血管内皮功能下降时，eNOS 合成的 NO 减少，同时由于氧化应激反应的影响，会促进 NO 的分解，因此 NO 的生理活性也会降低。血中释放的 NO 很快就会分解，所以要是不运用电子自旋共振[*1]等特殊方法，直接进行测量生物标志物是很困难的。可以用 Griess[*2] 法，通过测定 NO 稳定的代谢产物 NO_2 和 NO_3^- 组成的 NO_x，从而推测 NO 的产生水平。用 Griess 法测量的 NO_x，血中 NO_x 浓度与 FMD 等血管内皮功能检测的结果相关，因此其可作为反映血管内皮功能的生物标志物之一，被广泛使用[20]。

虽有一氧化氮荧光探针（DAF-FM DA）可实时观察组织和培养细胞中的 NO，但不

[*1] 电子自旋共振（ESR），是短时间内就会被分解的活性氧的溶液中，通过自旋探子分子而捕获溶液中自由基的定量方法。ESR 法是将置于强磁场中的自由基进行微波，观测被吸收的能量分析法。

[*2] 利用 NO 氧化产生的 NO_2 和 NO_3^- 等二氮化合物与萘乙二胺的偶氮偶合检测的方法。不能直接测定 NO，但可通过产生的 NO 的量简单地间接测定。

表 2-2 血管内皮功能相关生物标志物

	检查目的	主要作用	主要产生细胞	产生刺激
ET-1	肺动脉高压	收缩血管	血管内皮细胞	细胞因子 剪切应力
NO$_x$ （NO 代谢产物）	NO 活性	扩张血管 抑制血小板聚积 抗氧化	血管内皮细胞	细胞因子 LPS 氧化应激反应
LOX-index （sLOX-1×LAB）	sLOX-1	动脉硬化	血管内皮细胞	变性 LDL 内皮素
	LAB		（血中）	氧化应激反应
vWF	内皮细胞损伤	形成血栓	血管内皮细胞 骨髓巨核细胞	细胞因子 低氧缺氧
ADMA	内皮功能降低	损害 eNOS 抑制 NO 分泌	血管内皮细胞	氧化应激反应
hs-CRP	全身炎症	反映整体的炎症反应	肝细胞	细胞因子 LPS 氧化应激反应
PTX3	炎症	反映血管局部的炎症	血管内皮细胞，血管平滑肌	细胞因子 氧化应激反应

ET-1（内皮素 -1），NO（一氧化氮），sLOX-1（同溶性凝集素样氧化型低密度脂蛋白受体 -1），LAB（含有载脂蛋白 β 的植物血凝素样氧化低密度脂蛋白受体 -1），LPS（脂多糖），vWF（血管性血友病因子），ADMA（非对称性二甲基精氨酸），hs-CRP（超敏 C 反应蛋白），PTX3（五聚蛋白 -3）

适于检测血液中的 NO。

2. 非对称性二甲基精氨酸（ADMA）

非对称性二甲基精氨酸（ADMA）是 eNOS 的内源抑制剂，阻碍精氨酸分解出 NO，在抑制血管内皮细胞分泌 NO 的同时，也抑制剪切应力引起的反应性血管扩张反应。血中 ADMA 浓度与 FMD 呈负相关[21]，在各种动脉硬化性疾病患者的血液中 ADMA 浓度的升高，与 FMD 的降低相关[10, 22]。根据一项日本大规模研究（田主丸研究），结果显示血液中 ADMA 的浓度与冠状动脉危险因素的共存总数数值上变化方向一致，与颈动脉内中膜厚度（carotid intima-media thickness，IMT）呈正相关关系，并还能作为 6 年后 IMT 增厚的独立风险因子[23-24]。

3. 肾上腺素

肾上腺素（asymmetric dimethyl-arginine，ADM）是 1993 年被寒川等发现的肽，可由血管内皮细胞分泌，发挥舒张血管、抗炎、促进血管生成的作用，可抑制血管通透性增加等，是保护血管的多功能分子[25-26]。肾上腺髓质中段肽（MR-pro ADM）被认为是有助于心血管疾病的风险分层的肽。即使在调整了年龄、性别和 BMI 之后，血液中 MR-pro ADM 的浓度也与 FMD 和 RH-PAT 存在很强的关联性[27]。

4. 超敏 C 反应蛋白

超敏 C 反应蛋白（high-sensitivity C-reactive protein，hs-CRP）是反映血管内皮细胞的炎症状态的标志。很多临床流行病学研究发现，hs-CRP 与心血管事件密切相关，并且是冠状动脉危险因素和独立的预测因子。另外，大规模的横断面研究显示了血液中 CRP 和 FMD 的相关性[28]，但在一项 3501 名受试者的研究中，血液中 IL-6 与 FMD 呈负相关性，但未得出 hs-CRP 与 FMD 之间的联系[29]。对于 hs-CRP，"高敏度"的定义还未统一，因此不能否认是因检测界值的检测方法差异而得出了不同的结论。

5. 五聚蛋白 -3

与 CRP 同属于五聚蛋白的五聚蛋白 -3（pentraxin 3，PTX3）[*1] 作为反映血管内皮局部炎症的标志物，在研究其与血管内皮功能检测的关系的报道中，提出与反映全身炎症的 hs-CRP 相比，PTX3 与 FMD 有更强的负相关关系[30]。在以慢性肾病（分期：1～5 期）的非透析患者为研究对象的研究中，血液中 PTX3 的浓度随慢性肾病的进展而升高，其是 FMD 的独立影响相关因子，并在平均 39 个月的观察期间与心血管事件具有强相关性[31]。但是，在调整了 FMD 的研究中，其相关性被认为是没有意义的。

6. 血管性血友病因子

von Willebrand[*2] 因子（vWF）是反映血管内皮细胞活动障碍的生物标志物。血管内皮细胞释放出的 vWF，与受损内皮暴露出的胶原蛋白结合，进一步在该处与血小板聚集、黏附并形成血小板血栓。另外，在血浆中其与Ⅷ因子结合维持自身稳定。

与生理学的血管内皮功能检测关联，研究表明血中 vWF 的浓度与 FMD 呈现强的负相关关系，并与 Framingham 10 年心血管事件风险评分具有明确的相关性[32]。

7. 其他内皮功能障碍相关生物标志物

反映血管内皮活性 / 功能障碍的标志物，有细胞黏附分子 VCAM-1 和 ICAM-1、末梢血中的血管内皮祖细胞（EPCs）、VE 钙黏蛋白（CD144）、内皮细胞微颗粒（EMPs），及黏附分子的 P- 选择素、E- 选择素、可溶性 LOX-1[*3] 等。其中，可溶性 ICAM-1（sICAM-1）[33]、

[*1] 同属五聚蛋白家族的 CRP，是由肝产生的全身炎症性指标；由血管局部产生，更灵敏地反映血管内皮功能障碍的指标。

[*2] von Willebrand（1870—1949 年）是芬兰的儿科医生，芬兰语的发音是冯·威利布兰德。

[*3] 氧化 LDL。LOX-1 与氧化 LDL 结合会造成血管内皮损害，受损的内皮细胞会表达大量的 LOX-1，而随着变性 LDL 的增加，LOX-1 和可溶性 LOX-1 也会增加。

sVCAM-1[34]、CD133 及 CD34[*1]/KDR[*2] 是与 FMD 密切相关的生物标志物，还作为二重染色用于识别末梢血中的 EPCs[35]。

根据平成 24 年的医学疹疗收费分数表，这些血液生物标志物中，CRP、vWF、tPA·PAI-1 复合体虽然被列入保险，但没有一项被认为是用于血管内皮功能检测。简便、灵敏的血管内皮功能生物标志物使一般人的健康筛查成为可能，并期待用于大规模临床试验及实际临床工作中预防和治疗动脉硬化性疾病。

八、冠状动脉的内皮功能

冠状动脉痉挛与心绞痛、急性心肌梗死以及猝死等缺血性心脏病的病情有很密切的关联。冠状动脉痉挛引起的内皮障碍不仅与缺血性心脏病的发病有关，还与脑卒中等各种器官损伤相关。

明确冠状动脉内皮功能障碍的有创检查，是向血管中注射乙酰胆碱和缓激肽等血管活性物质，或进行过度换气试验等造成非药物性负荷，引起冠状动脉的异常收缩。逐渐增加乙酰胆碱等血管活性物质向冠状动脉中的注射量，测量心外膜的血管内径变化，定量检测冠状动脉内皮功能。乙酰胆碱在血管内皮正常时扩张血管，而在血管内皮受损时收缩血管（图 2-4）。

在心脏导管检查的冠状动脉痉挛药物激发试验中，冠状动脉痉挛阳性是指伴随着心绞痛及缺血性心电图变化等心肌缺血的征兆，存在一过性冠状动脉完全闭塞或 90% 高度狭窄。在诱发冠状动脉痉挛后，向冠状动脉内注射硝酸异山梨酯（ISDN）等在体内可被转化为 NO 的硝酸酯类药物，之前出现冠状动脉痉挛的动脉节段在此刻呈现出过度的扩张。结果说明冠状动脉痉挛性心绞痛患者的血管内皮功能异常导致 NO 基础生成和释放量下降。

作为评估阻力血管内皮功能的冠状动脉血流储备力检测，是用多普勒测速仪检测的平均最高血流速度，安静时的血流速度与腺苷诱发的最高血流速度的比值反映了冠状动脉血流储备能力。运动疗法可以改善冠状动脉疾病患者的心外膜的冠状动脉血流和血管内皮依赖的血管扩张反应[36]。

[*1] CD133/CD34+ 细胞，具有高分裂能力和多分化能力的血液干细胞。

[*2] 血管内皮细胞表达的与血管新生过程密切相关的受体。血管内皮细胞生长因子受体 2（VEGFR- 2）的别名。

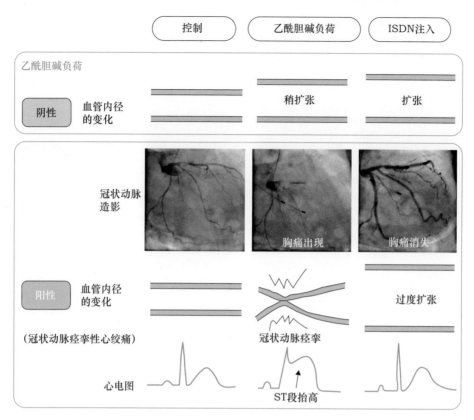

图 2-4　**乙酰胆碱诱发的冠状动脉痉挛试验**。冠状动脉中注入乙酰胆碱诱发冠状动脉痉挛的检查，用于诊断由冠状动脉内皮功能异常所致的冠状动脉痉挛性心绞痛。冠状动脉痉挛被诱发会引起胸痛，心电图上表现为 ST 段抬高，为解除冠状动脉痉挛在乙酰胆碱负荷试验中注入 ISDN，血管功能异常的冠状动脉表现为血管过度扩张

参考文献

[1] Casino PR, et al.：The role of nitric oxide in endothelium-dependent vasodilation of hypercholesterolemic patients. Circulation, 88（6）：2541-2547, 1993.

[2] Stroes ES, et al.：Impaired endothelial function in patients with nephrotic range proteinuria. Kidney Int, 48（2）：544-550, 1995.

[3] Stroes ES, et al.：Vascular function in the forearm of hypercholesterolaemic patients off and on lipid-lowering medication. Lancet, 346（8973）：467-471, 1995.

[4] Celermajer DS, et al.：Non-invasive detection of endothelial dysfunction in children and adults at risk of atherosclerosis. Lancet, 340（8828）：1111-1115, 1992.

[5] Neunteufl T, et al.：Contribution of nicotine to acute endothelial dysfunction in long-term smokers. J Am Coll Cardiol, 39（2）：251-256, 2002.

[6] Ligtenberg G, et al.：Cold stress provokes sympatho-inhibitory presyncope in healthy subjects and hemodialysis patients with low cardiac output. Circulation, 95（9）：2271-2276, 1997.

[7] Hijmering ML, et al.：Sympathetic activation markedly reduces endothelium-dependent, flow-mediated vasodilation. J Am Coll Cardiol, 39（4）：683-688, 2002.

[8] Wilmink HW, et al.：Influence of folic acid on postprandial endothelial dysfunction. Arterioscler Thromb Vasc Biol, 20（1）：185-188, 2000.

[9] Wilmink HW, et al.：Effect of angiotensin-converting enzyme inhibition and angiotensin Ⅱ type 1 receptor antagonism on postprandial endothelial function. J Am Coll Cardiol, 34（1）：140-145, 1999.

[10] Corretti MC, et al.：Guidelines for the ultrasound assessment of endothelial-dependent flow-mediated vasodilation of the brachial artery：a report of the International Brachial Artery Reactivity Task Force. J Am Coll Cardiol, 39（2）：257-265, 2002.

[11] 山科章班長：血管機能の非侵襲的評価法に関するガイドライン．日本循環器学会，2013．

[12] Tomiyama H, et al.：A multicenter study design to assess the clinical usefulness of semi-automatic measurement of flow-mediated vasodilatation of the brachial artery. Int Heart J, 53（3）：170-175, 2012.

[13] Tomiyama H, et al.：The relationships of cardiovascular disease risk factors to flow-mediated dilatation in Japanese subjects free of cardiovascular disease. Hypertens Res, 31（11）：2019-2025, 2008.

[14] Maruhashi T, et al.：Relationship between flow-mediated vasodilation and cardiovascular risk factors in a large community-based study. Heart, 99（24）：1837-1842, 2013.

[15] Kajikawa M, et al.：Borderline ankle-brachial index value of 0.91-0.99 is associated with endothelial dysfunction. Circ J, 78（7）：1740-1745, 2014.

[16] Woo JS, et al.：Comparison of peripheral arterial tonometry and flow-mediated vasodilation for assessment of the severity and complexity of coronary artery disease. Coron Artery Dis, 25（5）：421-426, 2014.

[17] Tomiyama H, et al.：Autonomic nervous activation triggered during induction of reactive hyperemia exerts a greater influence on the measured reactive hyperemia index by peripheral arterial tonometry than on flow-mediated vasodilatation of the brachial artery in patients with hypertension. Hypertens Res, 37（10）：914-918, 2014.

[18] Doshi SN, et al.：Flow-mediated dilatation following wrist and upper arm occlusion in humans：the contribution of nitric oxide. Clin Sci（Lond）, 101（6）：629-635, 2001.

[19] Green DJ, et al.：Flow-mediated dilation and cardiovascular event prediction：does nitric oxide matter? Hypertension, 57（3）：363-369, 2011.

[20] Lind L, et al.：Evaluation of endothelium-dependent vasodilation in the human peripheral circulation. Clin Physiol, 20（6）：440-448, 2000.

[21] Boger RH, et al.：Elevation of asymmetrical dimethylarginine may mediate endothelial dysfunction during experimental hyperhomocyst(e)inaemia in humans. Clin Sci（Lond）, 100（2）：161-167, 2001.

[22] Boger RH, et al.：Asymmetric dimethylarginine（ADMA）：a novel risk factor for endothelial dysfunction：its role in hypercholesterolemia. Circulation, 98（18）：1842-1847, 1998.

[23] Miyazaki H, et al.：Endogenous nitric oxide synthase inhibitor：a novel marker of atherosclerosis. Circulation, 99（9）：1141-1146, 1999.

[24] Furuki K, et al.：Plasma level of asymmetric dimethylarginine（ADMA）as a predictor of carotid intima-media thickness progression：six-year prospective study using carotid ultrasonography. Hypertens Res, 31（6）：1185-1189, 2008.

[25] Kitamura K, et al.：Adrenomedullin：a novel hypotensive peptide isolated from human pheochromocytoma. Biochem Biophys Res Commun, 192（2）：553-560, 1993.

[26] Ishimitsu T, et al.：Plasma levels of adrenomedullin, a newly identified hypotensive peptide, in patients with hypertension and renal failure. J Clin Invest, 94（5）：2158-2161, 1994.

[27] Schnabel RB, et al.：Multiple endothelial biomarkers and noninvasive vascular function in the general population：the Gutenberg Health Study. Hypertension, 60（2）：288-295, 2012.

[28] Verma S, et al.：Cross-sectional evaluation of brachial artery flow-mediated vasodilation and C-reactive protein in healthy individuals. Eur Heart J, 25（19）：1754-1760, 2004.

[29] Weiner SD, et al.：Systemic inflammation and brachial artery endothelial function in the Multi-Ethnic Study of Atherosclerosis（MESA）. Heart, 100(11)：862-866, 2014.

[30] Yasunaga T, et al.：Plasma pentraxin 3 is a more potent predictor of endothelial dysfunction than high-sensitive C-reactive protein. Int Heart J, 55（2）：160-164, 2014.

[31] Yilmaz MI, et al.：Soluble TWEAK and PTX3 in nondialysis CKD patients：impact on endothelial dysfunction and cardiovascular outcomes. Clin J Am Soc Nephrol, 6（4）：785-792, 2011.

[32] Felmeden DC, et al.：A comparison of flow-mediated dilatation and von Willebrand factor as markers of endothelial cell function in health and in hypertension：relationship to cardiovascular risk and effects of treatment：a substudy of the Anglo-Scandinavian Cardiac Outcomes Trial. Blood Coagul Fibrinolysis, 14（5）：425-431, 2003.

[33] Witte DR, et al.：Soluble intercellular adhesion molecule 1 and flow-mediated dilatation are related to the estimated risk of coronary heart disease independently from each other. Atherosclerosis, 170（1）：147-153, 2003.

[34] Brevetti G, et al.：High levels of adhesion molecules are associated with impaired endothelium-dependent vasodilation in patients with peripheral arterial disease. Thromb Haemost, 85（1）：63-66, 2001.

[35] Heiss C, et al.：Impaired progenitor cell activity in age-related endothelial dysfunction. J Am Coll Cardiol, 45（9）：1441-1448, 2005.

[36] Hambrecht R, et al.：Effect of exercise on coronary endothelial function in patients with coronary artery disease. N Engl J Med, 342（7）：454-460, 2000.

第三章

血管内皮功能检测所提供的信息

要点

- 血管内皮功能是冠状动脉粥样硬化性心脏病的独立预后预测因子。
- 通过有效的运动、戒烟、减重、药物治疗等方式可纠正冠状动脉危险因素，从而改善血管内皮功能。
- 在冠状动脉痉挛性心绞痛中，血管内皮功能下降。
- 血管内皮功能检测是心脏微小血管心绞痛（Syndrome X）的有效诊断检查。
- 血管内皮功能检测有益于筛查深静脉血栓。

在预防心血管病的发生、发展中，血管内皮细胞功能检测可发现动脉硬化初期阶段的功能变化，这对病变筛查、危险分层以及预后预测都非常重要。此外，因其有效敏感，可评估干预性治疗的效果，我们必须充分了解血管内皮功能诊断这一评估指标。

一、血管内皮功能检测的筛查作用

有研究显示，使用 FMD 和 RH-PAT 进行血管内皮功能检测有益于评估传统冠状动脉疾病危险因子[1-3]。我们对 2883 名研究对象进行了 FMD 检测，FMD 与年龄、收缩压、BMI、降脂药、吸烟程度呈负相关关系，与女性、心率、6 分钟步行距离呈正相关[3]。在健康检查及全面体检中，利用无辐射的血管内皮功能检测，可发现动脉硬化性疾病早期病变，筛查出动脉硬化性疾病高危群体，是一个高性价比的选择。

二、血管内皮功能检测是动脉硬化进程的评价指标

在动脉硬化的进展中，心踝血管指数（cardio-ankle vascular index，CAVI）和脉搏波传导速度（PWV）能检测血管内皮功能的早期改变[4]，ABI、IMT 和冠状动脉 CT 等能检测器质性改变。心脏导管检查、IVUS 冠状动脉斑块面积测定等为有创检查（表 3-1）。

FMD 和 RH-PAT 检测的血管内皮功能是心血管疾病独立的预后预测指标，可通过有效的运动、减重和控制冠状动脉疾病危险因素来改善。

表 3-1 动脉硬化的相关检查

有 / 无创	检查项目	检查名称
无	血压	外周动脉 中心动脉压
低（只有静脉取血）	血液生化	脂质值（LDL-C，HDI-C，non-HDL-C，中性脂肪），血糖值，尿酸值，肾功能，其他生物标志物
无	心电图检查	
无	眼底检查	
几乎没有 （只有 5 分钟的压迫缺血）	血管内皮功能	血流介导血管扩张（FMD）
		基于指端脉搏波的反应性充血（RH-PAT）
几乎没有	动脉硬化检查	肱-踝脉搏波传导速度（brachial-ankle pulse wave velocity，baPWV）
		心踝血管指数（CAVI）[*1]
	外周动脉检查	踝肱指数（ABI） 趾肱指数（toe-brachial index，TBI）
无	颈动脉彩超	
有	冠状动脉 CT	
高	心脏导管检查	冠状动脉造影
		血管内超声（intravascular ultrasound system，IVUS）
		光学相干断层成像术（optical coherence tomography，OCT）

特别是对患有多种并发症的患者来说，血管内皮功能检测能作为综合评价指标；但目前还需要进一步的大规模研究来明确各种改善 RH-PAT 指数的干预方法的效果[5-9]。

三、预测冠状动脉疾病的预后

用于筛查冠状动脉疾病的 FMD 研究结果显示，FMD 用于预测冠状动脉疾病的灵敏度为 71%，特异性为 81%，阳性预测值为 95%，阴性预测值为 41%[10]。考虑了胸痛之后灵敏度为 95%、特异性为 47.6%，运动负荷心电图检查的灵敏度为 82.4%、特异性为 57.1%，FMD 可作为特异性的补充检查。

FMD 低值被认为是冠状动脉疾病发病的预测因子，不过报道显示[14]，它适用于预测心血管事件和支架内再狭窄等的预后[11-13]。在一项针对 152 名冠状动脉疾病患者进行的随

[*1] 该指标反映了从心脏到脚踝的动脉僵硬度，表示血压非依赖性血管的柔韧度（僵硬度）。随动脉硬化的进展其测量值升高，它是决定心血管事件发生和预后的要素之一。

访 2.8 年的研究中，低 FMD 和颈动脉斑块断面面积较大的患者群体心血管事件发生较多[11]。冠状动脉疾病患者中，治疗后仍有低 FMD 的受试者具有更高的不良预后发生率[13, 15]。另外，在以 138 名稳定心绞痛患者为对象的研究中，调整年龄 Framingham 风险评分（AFRS）与 FMD 呈负相关，与评价动脉硬化的肱-踝脉搏波传导速度（baPWV）呈正相关，但与 AFRS 相比，在预测预后中 FMD 并无更明显的优势[16]。

最近的报道中，以患有急性冠脉综合征并行经皮冠状动脉介入术（percutaneous coronary intervention，PCI）的患者为对象，在发病后的 3 周、8 个月后，分别进行 RH-PAT 检测，结果发现 8 个月后发生再狭窄的患者的 RH-PAT 指数明显较低[17]。因此可期待 RH-PAT 指数作为 PCI 术后进一步心脏导管检查前的筛查。

四、冠状动脉痉挛性心绞痛的诊断

在冠状动脉痉挛性心绞痛中，不仅冠状动脉的血管内皮功能异常，外周血管的内皮功能也异常。对比冠状动脉内注入乙酰胆碱[*1]时的反应和 FMD 发现，95% 的冠状动脉血管内皮功能异常同时具有低 FMD（< 3%）提示了 FMD 的预测作用。1997 年，日本的本山等对比了 35 名冠脉痉挛性心绞痛患者与 35 名对照组患者的 FMD，发现冠脉痉挛性心绞痛患者肱动脉的 FMD 更低[18]。此外，硝酸甘油引起的血管内皮非依赖性血管扩张反映上述两者中差异无统计学意义。

使用血管内超声（IVUS）检测动脉内膜厚度发现，冠状动脉痉挛性心绞痛患者的冠状动脉内弥漫性内膜增厚的发生率更高[19]。已知血管内皮中 NO 的合成减少是导致冠状动脉痉挛的原因，也可能与动脉硬化的发生及发展相关，因此可以说血管内皮功能检测越来越重要。

五、心脏微血管障碍的诊断与疗效评估

常规冠状动脉造影无法检测出与胸痛相关的 100 μm 以下的微小血管功能异常，这类微小血管功能异常疾病被称为微小血管心绞痛以及心脏 X 综合征（cardiac syndrome X）。多发生在闭经前后的女性中，诱因为劳累、精神压力和睡眠缺乏等。

以接受过冠状动脉造影的 140 名女性胸痛患者为对象，利用 RH-PAT 能有效地发现无器质性狭窄的心脏微血管障碍的胸痛患者[20]（图 3-1）。

[*1] 一种神经递质，当乙酰胆碱激活受体时，冠状动脉内皮细胞会生成 NO，扩张血管。在冠状动脉痉挛性心绞痛中，向冠状动脉内注入乙酰胆碱，会诱发冠状动脉痉挛。发生痉挛后，快速注入硝酸异山梨酯（ISDN）能解除痉挛。由于注射乙酰胆碱使其暂时出现缓脉，因此在进行负荷试验时为了预防意外，会安装临时起搏器。

给予微小血管心绞痛患者 6 个月的血管紧张素转化酶（angiotensin-1 converting enzyme，ACE）抑制剂及他汀类药物治疗后 QOL 有改善明显，同时细胞外超氧化物歧化酶（ecSOD）活性下降，这一变化与 FMD 呈负相关关系[21]。由于 SOD 活性降低表明超氧化物产生水平不高，因此，对于本疾病来说，血管内皮功能检测是一个评价疗效的有效指标。

六、深静脉血栓症的筛查

除了调节血管持续性痉挛（紧张）和炎症外，血管内皮细胞也参与凝血过程。血管内皮细胞产生促凝因子（组织因子，第Ⅷ因子）、抗凝因子（PGI_2[*1]、肝素样物质[*2]、凝血酶）、组织纤溶酶原激活物（t-PA）和促纤溶因子（PAI-1）、血小板凝聚抑制因子（PGI_2，NO）和促血小板凝聚因子（vWF，PAF[*3]），巧妙地调节凝血和纤溶系统（图 3-2）。因此，血管内皮功能异常时容易形成血栓。

长期卧床及手术易发生深静脉血栓（deep vein thrombosis，DVT），深静脉血栓脱落可引起肺动脉血栓栓塞严重时可致死亡。一项以 126 名因关节炎进行人工关节置换术的患

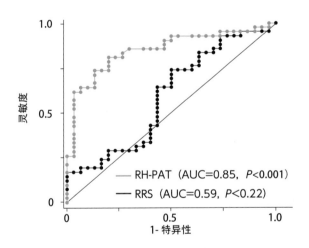

图 3-1   **血管内皮功能和心脏微小血管障碍**。血管内皮功能对心脏微小血管心绞痛的诊断效能。 RRS：the Reynolds Risc Score（Matsuzawa Y. et. al.；JACC. 2014 年修订）

[*1]   prostaglandin I_2,（prostacyclin）：是由花生酸合成的生物活性物质之一，具有抗血小板作用、扩张血管、抑制血管平滑肌增殖、改善血管内皮功能等作用。

[*2]   血管内皮细胞上的硫酸蛋白聚糖（HS）。其与血液中的抗凝血酶（AT）- Ⅲ 的亲和性决定其抗凝作用强弱。据悉，在糖尿病、高血压等血管内皮功能异常状态下，HS 与 AT- Ⅲ 的亲和性会下降。其也是内皮糖萼的主要组成成分之一。

[*3]   血小板活化因子（platelet activating factor）：除活化血小板外，还有收缩平滑肌、白细胞、活化巨噬细胞等多种作用。

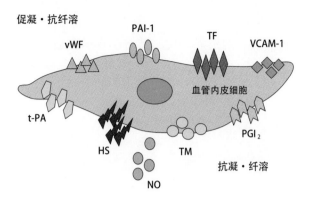

图 3-2 **血管内皮细胞中促凝·纤溶平衡的调节。**促凝·抗纤溶，vWF、PAI-1、TF 和 VCAM-1 表达增加，抗凝·纤溶，t-PA、HS、TM 和 PGI$_2$ 增多并促进 NO 的生成

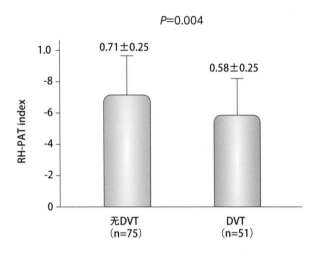

图 3-3 **血管内皮功能预测深静脉血栓的发生。**以 126 名人工关节置换术患者为对象进行的术前血管内皮功能的测定，发现深静脉血栓患者的术前血管内皮功能比术后显著低下（Suzuki H，et al：Cire J，2014年修订）

者为对象，在日本开展的前瞻性研究中，结果显示手术前 RH-PAT 测定出的低血管内皮功能，是 DVT 发病的良好预测因子（图 3-3）[22]。术后 40.5% 的患者被诊断为 DVT，推荐根据血管内皮功能检查可筛选出静脉血栓形成的高危人群。

七、预测外周动脉疾病的预后

对 199 名外周动脉疾病（peripheral arterial disease，PAD）患者进行平均 1.2 年的随访调查显示，35 名发病患者（占 29.4%）的 FMD 显著降低[23]。另外，低 FMD 的心血管事件的发生率升高了 9 倍。以 131 名 PAD 患者为对象的 1.9 年随访研究也显示血管内皮功能是心血管事件有效的预测因子[24]。

PAD 是动脉硬化性疾病进展的重症表现，其有不良的预后。因此，早期筛查出高危人群的无创血管内皮功能检测十分有意义。

📖 参考文献

[1] Kuvin JT, et al.：Assessment of peripheral vascular endothelial function with finger arterial pulse wave amplitude. Am Heart J, 146（1）：168-174, 2003.

[2] Hamburg NM, et al.：Cross-sectional relations of digital vascular function to cardiovascular risk factors in the Framingham Heart Study. Circulation, 117（19）：2467-2474, 2008.

[3] Benjamin EJ, et al.：Clinical correlates and heritability of flow-mediated dilation in the community：the Framingham Heart Study. Circulation, 109（5）：613-619, 2004.

[4] Imanishi R, et al.：High brachial-ankle pulse wave velocity is an independent predictor of the presence of coronary artery disease in men. Hypertens Res, 27（2）：71-78, 2004.

[5] Barringer TA, et al.：Potential benefits on impairment of endothelial function after a high-fat meal of 4 weeks of flavonoid supplementation. Evid Based Complement Alternat Med, 2011：796958, 2011.

[6] Schroeter H, et al.：(−)-Epicatechin mediates beneficial effects of flavanol-rich cocoa on vascular function in humans. Proc Natl Acad Sci U S A, 103（4）：1024-1029, 2006.

[7] Aversa A, et al.：Chronic administration of Sildenafil improves markers of endothelial function in men with Type 2 diabetes. Diabet Med, 25（1）：37-44, 2008.

[8] Yamaoka-Tojo M, et al.：Effects of ezetimibe add-on therapy for high-risk patients with dyslipidemia. Lipids Health Dis, 8：41, 2009.

[9] Yamaoka-Tojo M, et al.：Beyond cholesterol lowering：pleiotropic effects of bile acid binding resins against cardiovascular disease risk factors in patients with metabolic syndrome. Curr Vasc Pharmacol, 6（4）：271-281, 2008.

[10] Schroeder S, et al.：Noninvasive determination of endothelium-mediated vasodilation as a screening test for coronary artery disease：pilot study to assess the predictive value in comparison with angina pectoris, exercise electrocardiography, and myocardial perfusion imaging. Am Heart J, 138（4 Pt 1）：731-739, 1999.

[11] Chan SY, et al.：The prognostic importance of endothelial dysfunction and carotid atheroma burden in patients with coronary artery disease. J Am Coll Cardiol, 42（6）：1037-1043, 2003.

[12] Patti G, et al.：Impaired flow-mediated dilation and risk of restenosis in patients undergoing coronary stent implantation. Circulation, 111（1）：70-75, 2005.

[13] Kitta Y, et al.：Endothelial vasomotor dysfunction in the brachial artery is associated with late in-stent coronary restenosis. J Am Coll Cardiol, 46（4）：648-655, 2005.

[14] Fathi R, et al.：The relative importance of vascular structure and function in predicting cardiovascular events. J Am Coll Cardiol, 43（4）：616-623, 2004.

[15] Kitta Y, et al.：Persistent impairment of endothelial vasomotor function has a negative impact on outcome in patients with coronary artery disease. J Am Coll Cardiol, 53（4）：323-330, 2009.

[16] Park KH, et al.：Clinical significance of framingham risk score, flow-mediated dilation and pulse wave velocity in patients with stable angina. Circ J, 75（5）：1177-1183, 2011.

[17] Yamamoto M, et al.：Impaired digital reactive hyperemia and the risk of restenosis after primary coronary intervention in patients with acute coronary syndrome. J Atheroscler Thromb, 21（9）：957-965, 2014.

[18] Motoyama T, et al.：Flow-mediated, endothelium-dependent dilatation of the brachial arteries is impaired in patients with coronary spastic angina. Am Heart J, 133（3）：263-267, 1997.

[19] Miyao Y, et al.：Diffuse intimal thickening of coronary arteries in patients with coronary spastic angina. J Am Coll Cardiol, 36（2）：432-437, 2000.

[20] Matsuzawa Y, et al.：Digital assessment of endothelial function and ischemic heart disease in women. J Am Coll Cardiol, 55（16）：1688-1696, 2010.

[21] Pizzi C, et al.：Angiotensin-converting enzyme inhibitors and 3-hydroxy-3-methylglutaryl coenzyme A reductase in cardiac Syndrome X：role of superoxide dismutase activity. Circulation, 109（1）：53-58, 2004.

[22] Suzuki H, et al.：Utility of noninvasive endothelial function test for prediction of deep vein thrombosis after total hip or knee arthroplasty. Circ J, 78（7）：1723-1732, 2014.

[23] Gokce N, et al.：Predictive value of noninvasively determined endothelial dysfunction for long-term cardiovascular events in patients with peripheral vas-

cular disease. J Am Coll Cardiol, 41（10）：1769-1775, 2003.

[24] Brevetti G, et al.：Endothelial dysfunction and cardiovascular risk prediction in peripheral arterial disease：additive value of flow-mediated dilation to ankle-brachial pressure index. Circulation, 108（17）：2093-2098, 2003.

专栏　血管内皮功能障碍所致的心血管疾病的发病机制　**心房纤颤**

　　心房纤颤相关的心源性脑栓塞一旦发作，会引发严重的功能障碍，可显著降低患者的 QOL。众所周知心房纤颤患者血管内皮功能下降，在心房内形成血栓，心房心内膜的内皮细胞障碍和内皮功能下降，与心房内血栓形成有很大的关系。在使用高频起搏的猪心房纤颤模型的基础上，发现左心房组织中 eNOS 含量下降，NO 的合成明显减少，这些左心房组织中 PAI-1 表达增多，显示了其在局部血栓形成中的作用。

第四章

血管内皮功能障碍相关疾病的发病机制

要点

- NO 合成减少既是血管内皮功能障碍的原因又是结果。
- 活性氧（ROS）参与维持血管内皮的稳定性。
- 炎症、过度激活的氧化应激和自主神经功能异常会削弱血管内皮功能。

一、一氧化氮

　　血管内皮细胞通过分泌适量的一氧化氮（nitric oxide，NO），来发挥扩张血管（图 4-1）、抗炎、抑制血管平滑肌增殖、抑制血小板聚集、抑制黏附因子产生、清除 ROS 等作用，维持血管正常的结构和功能（表 4-1）。一方面，NO 合成减少会使血管平滑肌收缩导致高血压，促进血小板聚集形成血栓，诱发血管平滑肌细胞增殖促进动脉硬化。另一方面，大气污染、吸烟和侧流烟能产生过多的 NO，其与超氧化物（$O_2^{\cdot-}$）发生反应，可产生具有毒性的强氧化剂 ROS——过氧亚硝酸盐阴离子（$ONOO^-$：过氧亚硝基），发挥强

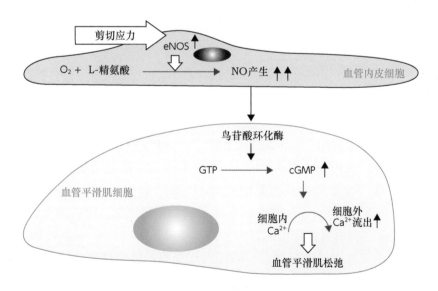

图 4-1　**NO 的血管扩张作用。**剪切应力可诱导产生 NO，活化鸟苷酸环化酶、产生 cGMP，使细胞内 Ca^{2+} 外流，从而松弛平滑肌

表 4-1　**NO 的心血管保护作用**

作用靶点	作用	效果
血管平滑肌	松弛	降压、抗动脉硬化
血小板	抑制凝集（cGMP 增加）	抑制血栓形成
中性粒细胞	抑制产生超氧化物	抗氧化作用
血管内皮细胞、纤维细胞	抑制分泌 IL-8	抑制中性粒细胞游走、脱颗粒，抗炎
LDL-C	抑制氧化	抑制内皮损伤、抗动脉硬化
单核 - 巨噬细胞	抑制与血管内皮细胞的黏附	抗动脉硬化
单核细胞、内皮细胞、脂肪细胞、纤维细胞	抑制合成 IL-6	抗炎、抗动脉硬化

氧化作用，促进炎症反应。而血管内皮功能异常会减少 NO 的生成，从而进一步促进了高血压和动脉硬化的进展。

二、炎症

血管壁的慢性炎症可活化淋巴细胞、巨噬细胞以及细胞免疫和体液免疫，从而损伤血管，促使血管重构、动脉硬化。

血液中高水平的 C 反应蛋白（C-reactive protein，CRP）是心血管事件发生的独立危险因素。血管内皮损伤引发的炎症反应和过多的 ROS，也被发现与动脉硬化的发病、进展密切相关[12]。通常认为具有高炎症标志物水平的患者，其血管内皮功能存在损伤[3]。

三、氧化应激

血管内皮细胞通过 gp91[phox]、p22[phox]、p47[phox]、p67[phox] 和 Racl 等蛋白质复合体构成的 NADPH 氧化酶产生 ROS（图 4-2）[4]，参与调控内皮细胞的增生和游走最终维持血管内皮的稳定性[5]。血管内皮细胞中的 eNOS 通过合成 NO 来维持血管的稳定性。但是在氧化应激亢进的情况下，eNOS 会产生更多的超氧化物。这些超氧化物与 NO 结合，会产生具有毒性和强氧化作用的自由基。过多的 ROS 损伤，从而导致各种功能障碍（图 4-3）。其不仅能促进细胞凋亡、破坏内皮细胞的屏障功能，还能抑制内皮损伤后的修复功能。另外，还可以促进血管平滑肌和纤维细胞的增殖，促进内膜增厚或动脉硬化。

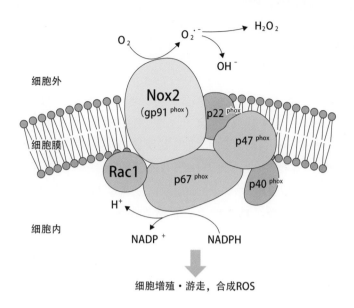

图 4-2　血管内皮细胞内 NADPH 合成 ROS 的发生机制。各种促炎、氧化应激诱导因子活化，NADPH 氧化酶合成过多 ROS

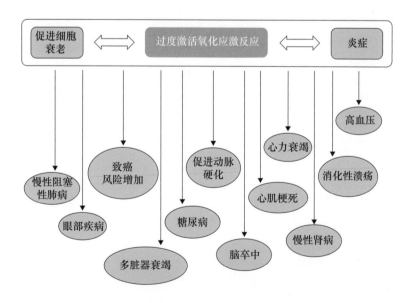

图 4-3　过度激活的氧化应激反应引发的疾病。当氧化应激反应被过度激活而抗氧化作用不足时，会促进细胞衰老、损伤 DNA、增加致癌风险、诱发慢性炎症促进动脉硬化进展

四、自主神经

据报道，交感神经和副交感神经的功能失衡，即自主神经功能紊乱，会引起慢性炎症[6]，促进动脉硬化进展、血小板聚积[7]，还可导致脂质代谢异常[8]。美国著名的大规模流行病学研究——Framingham 研究结果发现血液中炎症标志物和自主神经功能紊乱均与血管内皮功能异常相关[9]。此外，还有报道称自主神经功能紊乱与冠状动脉疾病的严重程度和预后具有相关性[10]。另一方面，冠状动脉疾病患者与抑郁症患者一样，交感神经功能亢进及副交感神经功能低下，常常处于交感神经与副交感神经功能失调的状态[11-12]。

研究表明，在抑郁症患者中，作为交感神经功能指标的心率变异性[*1]（heart rate variability，HRV）的低下与 FMD（%）的低下有关，这提示自主神经功能紊乱与血管内皮功能异常相关[13]。在缺血性心脏病患者中，心率变异性与 FMD、SDNN[*2]、LF[*3]/TP[*4]（交感神经与副交感神经活动的指标）、HF[*5]/TP（副交感神经活动指标）和 LF/HF（交感神经活动指标）这些自主神经功能指标密切相关[14]。在这些指标中，最能反映 FMD 的是 LF/HF 加权的指标"LF/HF 修正 FMD"，被称为心血管事件良好的预测因子。

📖 参考文献

[1] Ross R：Atherosclerosis—an inflammatory disease. N Engl J Med, 340（2）：115-126, 1999.

[2] Kobayashi S, et al.：Interaction of oxidative stress and inflammatory response in coronary plaque instability：important role of C-reactive protein. Arterioscler Thromb Vasc Biol, 23（8）：1398-1404, 2003.

[3] Myers PR, et al.：Effects of cytokines tumor necrosis factor alpha and interleukin 1 beta on endotoxin-mediated inhibition of endothelium-derived relaxing factor bioactivity and nitric oxide production in vascular endothelium. Shock, 1（1）：73-78, 1994.

[4] Babior BM：The NADPH oxidase of endothelial cells. IUBMB Life, 50（4-5）：267-269, 2000.

[5] Abid MR, et al.：NADPH oxidase activity is required for endothelial cell proliferation and migration. FEBS Lett, 486（3）：252-256, 2000.

[6] Sajadieh A, et al.：Increased heart rate and reduced heart-rate variability are associated with subclinical inflammation in middle-aged and elderly subjects with no apparent heart disease. Eur Heart J, 25（5）：363-370, 2004.

[7] Badimon L, et al.：A sudden increase in plasma epinephrine levels transiently enhances platelet deposition on severely damaged arterial wall—studies in a porcine model. Thromb Haemost, 82（6）：1736-1742, 1999.

[8] Dzau VJ, et al.：Regulation of lipoprotein metabolism by adrenergic mechanisms. J Cardiovasc Pharmacol, 10（Suppl 9）：S2-6, 1987.

[9] Vita JA, et al.：Brachial artery vasodilator function and systemic inflammation in the Framingham Offspring Study. Circulation, 110（23）：3604-3609,

[*1] 自主神经紊乱会引起的心率周期性变动，因此可分析心电图窦性心律的 RR 间期。目前研究已明确 HRV 预测致死性心律失常和心脏猝死的价值。

[*2] RR 间期的标准差，用时域解析法得到的分析 HRV 的指标。

[*3] 低频功率，是心脏交感神经与副交感神经功能的指标。

[*4] 总功率。是 HF 和 LF 的总和，是反映自主神经功能的综合指标。

[*5] 高频功率。是心脏副交感神经功能的指标。

2004.

[10] Huikuri HV, et al.：Heart rate variability and progression of coronary atherosclerosis. Arterioscler Thromb Vasc Biol, 19（8）：1979-1985, 1999.

[11] Veith RC, et al.：Sympathetic nervous system activity in major depression. Basal and desipramine-induced alterations in plasma norepinephrine kinetics. Arch Gen Psychiatry, 51（5）：411-422, 1994.

[12] Kleiger RE, et al.：Decreased heart rate variability and its association with increased mortality after acute myocardial infarction. Am J Cardiol, 59（4）：256-262, 1987.

[13] Pizzi C, et al.：Analysis of potential predictors of depression among coronary heart disease risk factors including heart rate variability, markers of inflammation, and endothelial function. Eur Heart J, 29（9）：1110-1117, 2008.

[14] Watanabe S, et al.：Simultaneous heart rate variability monitoring enhances the predictive value of flow-mediated dilation in ischemic heart disease. Circ J, 77（4）：1018-1025, 2013.

专栏　改善血管内皮功能　**咖喱饭**

　　有一报道显示，进食日本的人气菜单咖喱饭，饭后 1 小时 FMD 会得到改善。众所周知，饭后的血管内皮功能会暂时下降，但进食日本特产的温和而辣味的咖喱饭后，反而会提高 FMD 值，这着实令人惊讶。目前考虑是咖喱所含的姜黄、甲醇、柠檬酸等香料的抗氧化作用所致。不过，还不清楚长期持续、高频率食用咖喱饭对血管内皮功能的改善效果。

第五章

血管内皮功能提供的临床依据

要点

- 乙酰胆碱引发的血管扩张必须有血管内皮细胞的参与。
- 剪切应力低下会使血管内皮功能下降。
- 血管内皮功能异常引发的冠状动脉痉挛导致器质性冠状动脉狭窄。
- 血管内皮功能测定有益于预测心脏一级预防、二级预防的预后。
- 血管内皮功能测定有利于评估心血管病介入治疗的效果。

一、血管内皮功能相关的基础研究

近年来，各种关于血管内皮细胞功能的研究纷纷涌现，但因其研究历史相对较短，血管内皮细胞作为附着在血管内面的一层细胞，只被看作血管壁内的结构蛋白。但是1970年以后，随着包括内皮细胞在内的细胞培养技术的巨大进步，其各种各样的功能也逐渐明确。

最早的血管内皮功能研究是关于抑制血栓的形成。1976年，发现前列环素（PGI_2）[1]参与了血栓形成，在生理状态下，其在内皮细胞内的合成受剪切应力调控。此外，PGI_2能强效松弛血管平滑肌。1981年，发现了在血管凝血瀑布反应的最终过程中，是血栓调节蛋白将纤维蛋白原转变为纤维蛋白，并与凝血酶强力结合[2]。血栓调节蛋白能失活凝血酶的凝血作用，其结合体也可发挥抑制凝血酶的作用[3]。

在血管内皮细胞作用方面，1980年Furchgott等向 *Nature* 的投稿中明确提出，血管内皮细胞的存在是乙酰胆碱能够引起血管扩张的必备条件，这一结论是血管内皮细胞作用相关研究的重要突破[4]。在那之后，有关血管内皮功能的基础研究论文逐年增加。通过美国的文献检索网站 PubMed[*1] 可知，1984年应用于牛的大动脉培养细胞的研究中首次出现了 vascular endothelial function（血管内皮功能）一词[5]。

研究记述了剪切应力[*2] 可引起血管内皮细胞功能的变化。即增加胞饮小泡（pinocytotic vesicle）的生成等，关于血管内皮依赖性的血管内皮功能，在当时是应用兔子的离体大动脉进行的血管内皮依赖性舒张作用（endothelial-dependent relaxant）的基础研究[6]。这也

[*1] 美国国立生物技术信息中心（NCBI）所运营的医学、生物学专业领域的学术文献数据检索系统。http://www.ncbi.nlm.gov/pubmed

[*2] 剪切应力：指血管中，沿血流方向单位面积的抵抗力。血流增大，剪切应力增加，从血管内皮细胞中释放出一氧化氮，对中膜的血管平滑肌发挥松弛作用。剪切应力 = 黏度 / 剪切速度（牛顿公式）

被称作"张力实验"，即向动物离体的大动脉中插入导管，经导管向血管灌注药物并同时评价血管纵轴方向上的收缩舒张程度。

另一方面，从 19 世纪 80 年代开始，逐渐发现冠状动脉痉挛与动脉硬化进展相关。1980 年，MacAlpin 等明确指出冠状动脉痉挛相关的冠状动脉血管壁增厚，会导致冠状动脉狭窄[7]。1983 年，下川等也通过猪动物模型，首次明确了从冠状动脉痉挛到冠状动脉硬化的进展全过程[8]。此外，1984 年 Kawachi 等也使用狗动物模型，用麦角新碱诱发冠状动脉痉挛[9]，1986 年江頭等用迷你猪进行组织胺诱发冠状动脉痉挛的研究等[10]。

1987 年也有关于脑血管中血管内皮功能的研究，即血管内皮依赖性反应不全（impairment of endothelium-dependent responses）的动物实验。Mayhan 等发现在脑血管中，是腺苷介导的血管内皮依赖的血管舒张作用[11]。而蛛网膜下腔出血后，颅内压剧烈升高破坏血管内皮间的连接，血浆向血管壁浸润，诱发了内膜肥厚和血管平滑肌收缩最终导致脑血管痉挛[12]。

1988 年发现了，内皮细胞能产生具有强收缩血管作用的内皮素[13]。此后，各种分子生物学的研究方法，发现了多种内皮相关因子如生长因子、细胞因子、趋化因子、黏附分子和核受体等，直至今日更多更高水平的细胞功能相关研究不断在进行。

二、血管内皮功能的临床研究

1. 一级预防的临床研究

血管内皮功能下降与动脉硬化进展相关，是心血管事件的预测因子之一[14-16]。外周血管中的血管内皮功能不全，与冠状动脉的血管内皮功能不全相关，并能反映全身的血管功能异常[17-20]。

为研究血管内皮功能预测长期预后的价值，开展了以 1914 年出生于瑞典的 636 名男性为对象的临床免疫学研究[21]。经过 21 年的随访研究，证明由体积描记术反映出的与下肢缺血相关的血管内皮功能低下为心血管事件的独立预测因子。在以 3026 名无心血管疾病的 45～85 岁美国一般居民为对象，应用 FMD 的观察研究中，FMD 低于中位数的那组人群，其 5 年内心血管事件发生情况较多，其差异具有统计学意义[22]。在以 2792 名老年人为研究对象的为期 5 年的观察中，虽然 FMD 在预测心血管事件方面有意义，但是上臂血管管径也具有同等的预测能力[23]。FMD 虽然可校正年龄、性别、有无糖尿病、吸烟、高血压、基础的心血管健康状态、总胆固醇的作用，但对既往的冠状动脉危险因素来说，其在预测预后方面的作用微乎其微。

另一方面，有关改善 FMD 的研究中，以绝经后高血压女性为对象的研究报道，经过半年的降压治疗，FMD 改善 10% 以上的组，在平均 5.6 年的随访期间，心血管事件为 0.51/100 人 / 年，与此相对的，FMD 改善不足 10% 或未改善组为 3.50/100 人 / 年，其差异有统计学意义[24]。

2. 二级预防的临床研究

急性冠脉综合征患者多为突然起病，并且病情危及生命。即使是成功行急性期冠状动脉成形术，为防止再次发病需开始口服药物，但若继续发病前的生活方式，那么药物也无法防止病情复发。那么为什么会发病呢？如何防止疾病复发呢？因此有必要明确每位患者的问题所在，以针对性地采取措施。

以冠状动脉患者为对象，观察冠状动脉对乙酰胆碱反应性的为期 2.3 年的随访研究中，重度血管内皮功能障碍组的心血管事件发生次数较多并有统计学意义[25]。在对 73 名以胸痛为主诉、并接受心血管导管检查的患者为期 5 年的随访研究中，结果显示 FMD 反映的血管内皮功能是心血管事件的预后预测因子[26]。另一方面，对 444 名冠状动脉疾病患者进行为期 2 年的前瞻性观察研究中，发现颈动脉 IMT 是低风险患者中死亡风险的预测因子，而 FMD 并不是心血管事件的预测因子[27]。但在不足 2% 的高风险患者中，FMD 仍是重要的预后预测因子。

最近 RH-PAT 的研究报道中，在以 442 名冠状动脉疾病患者为对象的研究中，有心血管事件组与无心血管事件组相比，RHI 的降低有统计学意义[28]。特别是以 RHI = 0.501 为准分为两组，低 RHI 组，其心血管事件发生率明显偏高。心脏的二级预防中，在 Framingham 风险评分、BNP、SYNTAX 评分的基础上加上 RHI，是预测心血管事件的预后最有价值的分析模型。

另一方面，据报道，在以外周动脉性疾病患者为对象的研究中，FMD 和 ABI 均为低值组的心血管事件发生风险偏高[29]。

许多最初表现为冠状动脉疾病的心血管疾病都是慢性疾病，在其二级预防的管理中，改善生活方式，激发其干劲并引导患者长期坚持非常重要。为此，"可视化"患者自身为改善生活方式做出的努力及结果就变得很重要，利用反馈工具，根据每位患者的病情和并发症的严重程度，可使长期维持良好的疾病管理成为可能。

纵观关于 FMD 变化及预测预后的研究，对于思考心血管疾病管理非常重要，在临床实践中引入血管内皮功能可获得重要的信息。在以 251 名初次诊断为冠状动脉疾病患者为对象进行为期 3 年的最佳治疗随访研究中，FMD 未改善是冠脉再狭窄的独立预测因子，但是因其只包括了低于基线的 FMD 所以 FMD 不是充分的预测因子[30]。此外，在以 141 名成功行冠状动脉成形术（PCI）并置入金属裸支架*¹患者为对象的研究中，其半年后的上臂动脉的 FMD 检查，在预测半年后有无支架内再狭窄方面是有价值的[31]。

从这些研究结果可以看出，血管内皮功能检查，不仅可预测在心脏二级预防中未来有无心血管事件的发生，而且还有利于把握心血管疾病管理，并作为验证其效果的

---

*¹　金属裸支架（BMS）：过去一直使用金属支架。2004 年日本开始推广使用药物可降解支架（DES），以期解决 PCI 后置入 BMS 所致的再狭窄问题。

评价指标。

3. 作为介入治疗疗效评价指标的血管内皮功能

纠正危险因素可预防大多数动脉硬化疾病。对于高风险的病例及已经出现心血管疾病发病的病例，可通过对疾病的整体管理来预防心血管疾病的复发与进展。

根据以 208 名肥胖患者为对象，行药物食物疗法或者行肥胖手术治疗（bariastric surgery）[*1] 而进行减重干预的研究结果，表明在成功减重 10% 以上的组中，干预前具有高胰岛素水平的人群中 FMD 反映的血管内皮功能明显改善[32]。成功减重相同程度的组中，血中低胰岛素水平者血管内皮功能改善无统计学意义，因此，胰岛素抵抗者血管内皮功能更容易得到改善。

在本书原著作者的研究中，通过指导动脉硬化患者进行适度的步行（30 分 / 日），4 周后其 RHI 改善有统计学意义（图 5-1）。以老年心力衰竭患者为对象，进行为期两周的踏车[*2] 低负荷运动疗法，其 6 分钟步行距离增加有统计学意义，尤其是 80 岁以上的人群，其 RHI 改善有统计学意义。此血管内皮功能改善效果，在既往的低负荷拉伸和步行训练的运动疗法中并未得到证实[33]。另一方面，以保有左心室收缩功能的老年心力衰竭患者为对象，开始为期 16 周的增强耐力的有氧运动（步行和使用上下肢的固定式踏车测力计），试验结果显示其未能改善血管内皮功能和动脉硬化程度，但得以改善最大氧摄入量[34]。众所周知，高强度的运动训练会急剧引起血管内皮功能低下，因此，在指导老年心力衰竭患者运动时，低强度持续性的运动更可能改善血管内皮功能。

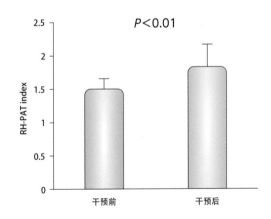

图 5-1　**运动后血管内皮功能的改善效果**。在为期 4 周的步行（30 分 / 日）后，RH-PAT 指数的平均值从 1.51 升高至 1.86

[*1]　肥胖手术治疗：对高度肥胖患者施行的外科减重手术，也称为胃旁路术，如腹腔镜 Roux-en-Y 胃旁路术、腹腔镜可调节胃束带术，腔镜缩胃手术，十二指肠吻合术等。除有减轻体重的效果外，对 2 型糖尿病等肥胖伴随疾病有较好的改善效果。

[*2]　功率自行车，也叫室内健身自行车，是从热身开始，通过 ramp 负荷测定运动者的心肺功能和进行锻炼的仪器。逐渐增加运动负荷，但到最后会维持在指定的转数（50 ～ 60 rpm）。

📖 参考文献

［1］ Moncada S, et al.：An enzyme isolated from arteries transforms prostaglandin endoperoxides to an unstable substance that inhibits platelet aggregation. Nature, 263（5579）：663-665, 1976.

［2］ Esmon CT, et al.：Identification of an endothelial cell cofactor for thrombin-catalyzed activation of protein C. Proc Natl Acad Sci U S A, 78（4）：2249-2252, 1981.

［3］ Owen WG, et al.：Functional properties of an endothelial cell cofactor for thrombin-catalyzed activation of protein C. J Biol Chem, 256（11）：5532-5535, 1981.

［4］ Furchgott RF, et al.：The obligatory role of endothelial cells in the relaxation of arterial smooth muscle by acetylcholine. Nature, 288（5789）：373-376, 1980.

［5］ Davies PF, et al.：Influence of hemodynamic forces on vascular endothelial function. In vitro studies of shear stress and pinocytosis in bovine aortic cells. J Clin Invest, 73（4）：1121-1129, 1984.

［6］ Davies JM, et al.：Endothelial-dependent relaxant effects of vaso-active intestinal polypeptide and arachidonic acid in rat aortic strips. Prostaglandins, 27（2）：195-202, 1984.

［7］ MacAlpin RN：Contribution of dynamic vascular wall thickening to luminal narrowing during coronary arterial constriction. Circulation, 61（2）：296-301, 1980.

［8］ Shimokawa H, et al.：Coronary artery spasm induced in atherosclerotic miniature swine. Science, 221（4610）：560-562, 1983.

［9］ Kawachi Y, et al.：Selective hypercontraction caused by ergonovine in the canine coronary artery under conditions of induced atherosclerosis. Circulation, 69（2）：441-450, 1984.

［10］ Egashira, K, et al.：Histamine-induced coronary spasm in regions of intimal thickening in miniature pigs：roles of serum cholesterol and spontaneous or induced intimal thickening. Circulation, 74（4）：826-837, 1986.

［11］ Mayhan WG, et al.：Impairment of endothelium-dependent responses of cerebral arterioles in chronic hypertension. Am J Physiol, 253（6 Pt 2）：H1435-1440, 1987.

［12］ Sasaki T, et al.：Barrier disruption in the major cerebral arteries following experimental subarachnoid hemorrhage. J Neurosurg, 63（3）：433-440, 1985.

［13］ Yanagisawa M, et al.：A novel potent vasoconstrictor peptide produced by vascular endothelial cells. Nature, 332（6163）：411-415, 1988.

［14］ Ras RT, et al.：Flow-mediated dilation and cardiovascular risk prediction：a systematic review with meta-analysis. Int J Cardiol, 168（1）：344-351, 2013.

［15］ Hamburg NM, et al.：Cross-sectional relations of digital vascular function to cardiovascular risk factors in the Framingham Heart Study. Circulation, 117（19）：2467-2474, 2008.

［16］ Hamburg NM, et al.：Relation of brachial and digital measures of vascular function in the community：the Framingham heart study. Hypertension, 57（3）：390-396, 2011.

［17］ Rubinshtein R, et al.：Assessment of endothelial function by non-invasive peripheral arterial tonometry predicts late cardiovascular adverse events. Eur Heart J, 31（9）：1142-1148, 2010.

［18］ Anderson TJ, et al.：Systemic nature of endothelial dysfunction in atherosclerosis. Am J Cardiol, 75（6）：71B-74B, 1995.

［19］ Anderson TJ, et al.：Close relation of endothelial function in the human coronary and peripheral circulations. J Am Coll Cardiol, 26（5）：1235-1241, 1995.

［20］ Takase B, et al.：Endothelium-dependent flow-mediated vasodilation in coronary and brachial arteries in suspected coronary artery disease. Am J Cardiol, 82（12）：1535-1539, A7-8, 1998.

［21］ Hedblad B, et al.：Low pulse-wave amplitude during reactive leg hyperaemia：an independent, early marker for ischaemic heart disease and death. Results from the 21-year follow-up of the prospective cohort study 'Men born in 1914', Malmo, Sweden. J Intern Med, 236（2）：161-168, 1994.

［22］ Yeboah J, et al.：Predictive value of brachial flow-mediated dilation for incident cardiovascular events in a population-based study：the multi-ethnic study of atherosclerosis. Circulation, 120（6）：502-509, 2009.

［23］ Yeboah J, et al.：Brachial flow-mediated dilation predicts incident cardiovascular events in older adults：the Cardiovascular Health Study. Circulation, 115（18）：2390-2397, 2007.

［24］ Modena MG, et al.：Prognostic role of reversible endothelial dysfunction in hypertensive postmenopausal women. J Am Coll Cardiol, 40（3）：505-510, 2002.

［25］ Suwaidi JA, et al.：Long-term follow-up of patients with mild coronary artery disease and endothelial dysfunction. Circulation, 101（9）：948-954, 2000.

［26］ Neunteufl T, et al.：Late prognostic value of flow-mediated dilation in the brachial artery of patients with chest pain. Am J Cardiol, 86（2）：207-210, 2000.

［27］ Fathi R, et al.：The relative importance of vascular structure and function in predicting cardiovascular events. J Am Coll Cardiol, 43（4）：616-623, 2004.

[28] Matsuzawa Y, et al.：Peripheral endothelial function and cardiovascular events in high-risk patients. J Am Heart Assoc, 2（6）：e000426, 2013.

[29] Brevetti G, et al.：Endothelial dysfunction and cardiovascular risk prediction in peripheral arterial disease：additive value of flow-mediated dilation to ankle-brachial pressure index. Circulation, 108（17）：2093-2098, 2003.

[30] Kitta Y, et al.：Persistent impairment of endothelial vasomotor function has a negative impact on outcome in patients with coronary artery disease. J Am Coll Cardiol, 53（4）：323-330, 2009.

[31] Kitta Y, et al.：Endothelial vasomotor dysfunction in the brachial artery is associated with late in-stent coronary restenosis. J Am Coll Cardiol, 46（4）：

648-655, 2005.

[32] Bigornia SJ, et al.：Insulin status and vascular responses to weight loss in obesity. J Am Coll Cardiol, 62（24）：2297-2305, 2013.

[33] Ozasa N, et al.：Effects of machine-assisted cycling on exercise capacity and endothelial function in elderly patients with heart failure. Circ J, 76（8）：1889-1894, 2012.

[34] Kitzman DW, et al.：Effect of endurance exercise training on endothelial function and arterial stiffness in older patients with heart failure and preserved ejection fraction：a randomized, controlled, single-blind trial. J Am Coll Cardiol, 62（7）：584-592, 2013.

专栏 进一步改善血管内皮功能 **肠内环境**

　　酸奶中含量丰富的乳酸菌，其被认为有提高免疫力、预防癌症的作用。人们开始探究在心血管疾病中，乳酸菌产生的乳三肽是能降低血压及改善血管内皮功能。据报道，通过对重症心力衰竭患者进行为期4周的肠内选择性杀菌治疗来增加肠内有益菌，其 FMD 改善有统计学意义，粪便中的内毒素和炎性细胞因子也明显减少了。

第六章

心血管病及血管内皮功能的相关因素

要点

- 冠状动脉疾病家族史、吸烟、高盐饮食、缺乏运动、雌激素水平低下、维生素缺乏等因素与血管内皮功能下降有关。
- 高血压、糖尿病、血脂异常、高尿酸血症、肥胖、代谢综合征等生活方式病导致血管内皮功能下降。
- 在冠状动脉疾病、慢性肾病、睡眠呼吸暂停综合征、房颤、心功能不全，肺动脉高压、深静脉血栓形成中，常有血管内皮功能下降。
- 精神压力、抑郁症、勃起功能障碍、自主神经紊乱时，常有血管内皮功能下降。

一、冠状动脉疾病家族史

据报道，在以青年健康者为对象的研究中，有冠状动脉疾病家族史的人群，即使没有家族史以外的危险因素，也表现为低 FMD[1]。并且在其父母任何一方青年时期有心肌梗死发作病史的青年健康者（平均年龄 19 岁）中，其更低的 FMD 具有统计学意义，并且 FMD 值与颈动脉 IMT（内膜中层厚度）增厚呈负相关[2]。

虽然目前尚不明确冠状动脉疾病家族史导致 FMD 偏低的机制，但是除其容易导致高血压、血脂异常、糖尿病一类的生活方式病以外，也暗示存在遗传或环境因素导致血管内皮功能下降。

二、少盐

低盐饮食是高血压、心功能不全、慢性肾病重要的饮食治疗。低盐饮食可以降低心血管疾病发病风险[3]。短期低盐饮食就能改善非高血压的肥胖患者的血管内皮功能[4]。此外，在以 17 名平均年龄为 62 岁的中等程度高血压（收缩压 130～159 mmHg）（1 mmHg ≈ 0.133 kPa）患者为对象的为期 4 周的低盐干预研究中，其结果显示当尿中 Na 排泄量下降 50% 的，反映血管内皮功能的 FMD 会增加 68%[5]，还会增加 NO 和四氢生物蝶呤（tetrahydroblopterin）[*1] 的生理活性，减少氧化应激标志物的产生[5]。

对怀疑是盐摄入过多所致的血管内皮功能障碍者进行诱因排查时，首先要指导患者养成开始限盐的生活习惯，为评估疗效需监测家族血压和血压变化，关注限盐对内皮功能改善的作用，并以此作为限盐饮食的指标。

三、吸烟

吸烟引起血管内皮功能低下既有剂量依赖性又有可逆性[6]。通过研究吸烟对健康人群内皮功能的影响，结果表明吸烟会过度激活氧化应激反应，减少 NO 合成，由此使血管内皮功能急速下降[7]。Framingham 研究指出，吸烟者具有更低的 FMD 百分比，且 RHI 也偏低[9]；并且仅 30 分钟的被动吸烟即可过度激活使氧化应激反应，降低 FMD[10]。

主动吸烟和被动吸烟均可直接损害血管内皮损伤血管内皮功能，降低了对原本血管内皮相关疾病的疗效；进一步可过度激活氧化应激反应，加快组织纤维化，并涉及细胞老化、动脉硬化和癌症。吸烟可严重影响血管内皮功能，可认为"吸烟为万病之元凶"。

四、高血压

在最初的临床研究中，1990 年有关原发性高血压的报道[11]明确提出了高血压会损害上臂动脉血管内皮功能，证实了高血压相关的血管舒张功能障碍遍布包括阻力血管在内的全身各类血管[12-13]。臂部皮下血管的离体研究提出，I 级原发性高血压患者中近 60% 存在小血管的舒张功能障碍[14]。对于那些无明显并发症但有内皮功能障碍的高血压患者，应积极通过生活方式的改善、健康教育和药物治疗来控制血压。

此外原发性高血压患者的低 FMD，可通过长期降压治疗得到改善[15]。绝经后的高血压患者通过为期 6 个月的高血压治疗，检测 FMD 反映出血管内皮功能有所改善的人群，其心血管事件发生率更低[16]。应根据年龄、合并疾病数量决定降压治疗的目标水平，如进一步追求更精确的个体化治疗，则需把血管内皮功能作为参考指标。

[*1] BH₄，为血管内皮保护因子 eNOS 活化的辅酶。BH₄ 减少，使 eNOS 解耦联无法生成 NO，转而产生具有强毒性的过氧化物

五、糖尿病、糖代谢异常

在糖尿病、糖代谢异常时，能同时活化 PKC、降低 eNOS，生成过多的内皮素，还能合成糖化 LDL（低密度脂蛋白）等糖基化终产物，诱发过度的氧化应激反应，加速动脉硬化。在 RHI 和 FMD 的研究中，高血糖会降低血管内皮功能[17-18]。研究表明糖尿病患者的冠状动脉血管内皮功能明显降低，并且释放 NO 的能力也有所下降[19]。

糖耐量异常患者同样存在血管内皮功能低下的情况[22]。有关内皮的细胞研究指出，虽然高血糖会促进细胞凋亡，但与其相比，血糖的波动即间歇性的高血糖更能促进细胞凋亡[23]。在观察利用葡萄糖钳夹技术诱发的间歇性高糖对糖耐量异常患者的影响中，研究结果发现比起持续性高血糖，间歇性高血糖会诱导分泌更多的炎性细胞因子 TNF-α[24]。并且，在有关 1 型糖尿病患者的研究中发现，高血糖、低血糖均能导致炎性细胞因子生成过多、过度的氧化应激反应以及 FMD 表示的血管内皮功能下降[25]。

众所周知，各种糖尿病治疗手段可改善血管内皮功能。在 54 名急性冠脉综合征患者中，有 36 名餐后高血糖患者服用 α-GI（α-葡萄糖苷酶抑制剂）米格列醇，1 周后餐后血糖及餐后 RHI 明显有所改善[26]。在笔者们的研究中，对服用匹格列酮后未能明显控制血糖的轻症 2 型糖尿病患者，继续服用可改善餐后高血糖的速效型促胰岛素分泌剂——米格列奈 12 周，HbA1c 下降了 30%（$P < 0.01$），RHI 改善了 24%（$P < 0.05$）（图 6-1）[27]。

专栏　　进一步改善血管内皮功能的困境　**DPP-4 抑制剂**

给予动脉硬化模型动物——载脂蛋白基因剔除小鼠 DPP-4 抑制剂——一种糖尿病治疗药物，发现了其在改善血管内皮功能和抗动脉硬化方面的作用。此外，DPP-4抑制剂不仅可以改善代谢综合征动物模型的胰岛素抵抗和血糖控制情况，也能改善血管内皮功能。另一方面，在以 2 型糖尿病患者为对象的临床研究中，患者服用 6 周DPP-4 抑制剂，可降低 FMD，有统计学意义。而这一变化，目前尚未比较抑制剂服用组和 LDL-C 低值组有无差异。

据报道，以同时合并急性冠脉综合征的糖尿病患者为研究对象，服用 12 周磷酸西格列汀片 100 mg，与安慰剂组相比，其 RH-PAT 的变化提示血管内皮功能有所改善。还有研究表示，服用磷酸西格列汀片 12 周可增加血中脂肪细胞因子的含量，而 FMD的改善有统计学意义。目前，还需证实 DPP-4 抑制剂与血管内皮功能改善效果之间的关系、进一步的临床研究结果。

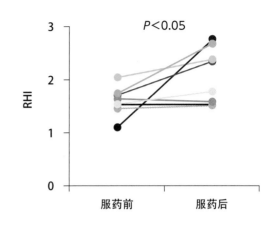

图 6-1　**米格列奈对 2 型糖尿病患者血管内皮功能的改善效果。** 匹格列酮控制血糖效果不佳的患者，给予控制餐后高血糖的速效型促胰岛素分泌药物米格列奈 12 周后，其 RHI 从 1.6±0.3 上升至 2.1±0.5（中位数 ± 方差）

六、脂质异常

高低密度脂蛋白（low density lipoprotein，LDL）胆固醇血症、高三酰甘油血症及餐后高脂血症人群显示出了较低的血管内皮功能。另一方面，以合并急性冠脉综合征的高胆固醇血症患者为对象的研究中，服用 6 周普伐他汀 40 mg/d，与未服药组相比，FMD 有明显的改善[28]。在以 4057 名 FH（家族性高脂血症）患者为对象的 meta 分析中，结果显示 FH 具有更低的 FMD、更高的颈动脉和股动脉 IMT。他汀类药物可改善 FH 患者的 FMD，减轻颈动脉 IMT 厚度[29]。

笔者们的研究显示，经过为期 6 个月单用依泽替米贝治疗高脂血症，其低密度脂蛋白胆固醇（low density lipoprotein-cholesterol，LDL-C）水平下降了 25%，并且 RHI 改善了 15%（图 6-2）[30]。同时，不论既往是否服用他汀，对尚未达到 LDL-C 管理目标的人群，联合使用依泽替米贝 22 周，测定其前后 RHI，表明依泽替米贝（10 mg）联合用药可降低血中 LDL-C 水平 24%，并改善了 RHI 14%[31]。在此期间，作为动脉硬化进展指标的 LDL/HDL 下降了 28%，氧化应激指标的 dROMs 也下降了 11%（图 6-3）。

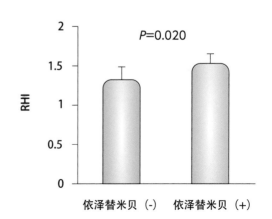

图 6-2　**依泽替米贝改善血管内皮功能的效果。** 未控制血脂的行药物 12 名患者服用依泽替米贝 22 周，其前后的 RHI

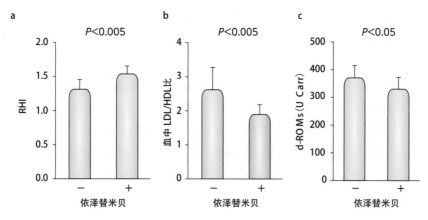

图 6-3　**他汀联合依泽替米贝改善血管内皮功能的效果**。14 名他汀治疗未达到管理目标值的患者联合依泽替米贝进行为期 22 周的治疗，测定其前后 LDL、HDL、dROMs 及 RHI

以代谢综合征患者为对象，比较大剂量他汀与他汀＋依泽替米贝联用治疗之间的疗效，结果表明 FMD 和 RHI 所反映的血管内皮功能的改善效果并无差别[23]。目前认为降胆固醇药物通过减少 LDL 胆固醇的变性、抑制氧化应激从而改善血管内皮功能。

七、高尿酸血症

众所周知，高尿酸血症可过度激活氧化应激反应，从而引起血管内皮功能障碍、胰岛素抵抗、交感神经过度激活、RAS 系统功能亢进、尿酸的前体次黄嘌呤增加。血管内皮细胞经次黄嘌呤氧化酶代谢为尿酸。在此过程中会生成过多的 ROS 来消耗血管内皮中的 NO，促进动脉硬化。

并且，高尿酸血症被认为是由人血管内皮细胞中尿酸转换物质 URAT1 激活 RAS 系统引起的炎症反应[33]。一项日本高山的研究报道显示，在非代谢综合征的健康人群中，高尿酸血症是 FMD 降低的独立危险因子[34]。在代谢综合征患者中，高尿酸血症组的 FMD 值更低。在绝经后的女性中，高尿酸血症是 FMD 降低的独立预测指标[35]。此外，使用苯溴马隆及黄嘌呤氧化酶抑制剂来控制尿酸后，血管内皮功能的改善具有统计学意义。

八、慢性肾病

慢性肾病（chronic kidney disease，CKD）是指肾损害（蛋白尿等）或持续 3 个月以上的 GFR（肾小球滤过率）小于 60 ml/（min · 1.73 m²）的肾功能不全。CKD 这一概念于

2002 年由美国学者提出[36]，包含了轻度肾功能损害到终末期肾衰竭的所有发展阶段。众所周知，CKD 本身即为心血管事件的重要危险因素。同时，目前发现 CKD 患者的病情严重程度，与血管内皮功能降低相关。

在以 80 名 CKD 患者为对象的研究中，结果发现，CKD 患者具有更低的 FMD、更高的 vWF 因子水平[37]。也有研究表明，虽然 CKD 患者随着疾病严重程度增加而出现 PWV 升高，但 FMD 只在重度 CKD 时表现为降低[38]。CKD 患者与对照组相比具有较高的 CRP，因为 CRP 与血管内皮功能具有负相关关系，因此，认为重度 CKD 患者 FMD 的降低与血中 CRP 的升高相关[39]。在以日本 CKD 患者为对象的研究中，与对照组相比，CKD 患者 RHI 的降低具有统计学意义。重度血管内皮功能低下是心血管事件重要的独立预测因子[40]。

另一方面，腹膜透析者具有更低的 FMD[41]。与透析前和肾移植后的患者相比，透析患者的 FMD 与 IMT 均表现为异常[39]。在以透析患者为对象的研究中，有结果表示，FMD 未必与全因死亡等预后相关[42-43]。因此，在重度钙化的动脉硬化中，血管内皮功能检测的预后预测能力可能存在局限性。

九、肥胖、代谢综合征

在肥胖和代谢综合征的患者中，易产生胰岛素抵抗，可导致 2 型糖尿病、高血压、血脂异常。胰岛素通过胰岛素受体 -PI3K-Akt 通路来活化血管内皮细胞中的 eNOS，促进 NO 生成。因此，在胰岛素抵抗状态下，因内皮细胞中 eNOS 活性降低，从而削弱了内皮依赖的血管舒张反应；不仅胰岛素抵抗的餐后高血糖、餐后高三酰甘油，也与肥胖、代谢综合征中的血管内皮功能异常相关。

在 Framingham 研究中，以 2883 名糖尿病及出现临床症状但未发生冠状动脉疾病的代谢综合征患者为研究对象，结果显示冠状动脉危险因素多发提示血管内皮功能低下。胰岛素抵抗性与 FMD 呈负相关关系[44]。并且，在对 819 名研究对象进行为期 6.8 年的随访研究中，代谢综合征患者 FMD 低值组心血管事件发生率明显升高。

在日本的代谢综合征患者中，由 PH-PAT 所反映的血管内皮功能的降低具有统计学意义[46]。并且，积极应用减重及运动疗法可有效改善 RHI[46]，其差异具有统计学意义。以 BMI ≥ 30 kg/m² 的肥胖患者为对象，在改善生活方式的同时，进行每周 3 次、每次 30 分钟的自行车运动，持续 6 个月后，胰岛素抵以及 RHI 均得到了明显的改善[47]。

此外，在以有糖尿病家族史的代谢综合征患者为对象的研究中，予其服用 90 天的二甲双胍，利用体积描记术可检测出血管内皮功能有所改善[48]。在以 25 名代谢综合征患者为对象的实验性研究中，8 周的贝特类药物治疗可改善 FMD，还能降低了纤维蛋白溶解抑制因子[49]。TAFI 虽是肝细胞分泌的抗纤溶因子，但也被指出其与代谢综合征中的炎症、抗纤溶及动脉硬化关系密切，还被作为脑梗死发病危险因素而被关注。

十、睡眠呼吸暂停综合征

睡眠呼吸暂停综合征（obstructive sleep apnea syndrome，OSA）是心血管病致死的独立危险因素，可致血管内皮功能障碍[50-53]。在以 30 ～ 65 岁的居民为对象的研究中，重度 OSA 与非 OSA 相比，其 RHI 的下降具有统计学意义[54]。特别是女性，会随呼吸暂停的严重程度不同而有不同程度的 RHI 降低，低 RHI 也是其绝经后的独立表现。在以 OSA 儿童为对象的研究中，RH-PAT 因 OSA 的严重程度不同而有不同程度的下降[55]。

十一、运动、体育锻炼

关于运动和血管内皮功能之间关系的研究有很多。笔者们以长期拥有两个以上冠状动脉危险因素的生活方式相关疾病患者为对象进行研究，认为活动量的降低与心血管事件的增加有关。探索了最大步行速度和血管内皮功能之间的关系，结果发现 RHI 与最大步行速度之间存在正相关关系，$r = 0.37$，$P < 0.05$（图 6-4）。同时也发现了适当的步行速度与中等强度的活动量之间也存在正相关关系。并且，以 RHI 的中位数 1.49 为基准分为两组，比较 RHI 低值组与 RHI 高值组两组间 HbA1c、舒适步行速度、最大步行速度之间的差异，结果显示差异具有统计学意义。通过分析这些数据可知，即使是表现为同等活动量的组内，步行功能良好者的血管内皮功能可保持得更好。

在以健康者为对象的研究中，经过 10 周的身体锻炼，FM 得以改善[56]。另外，在以

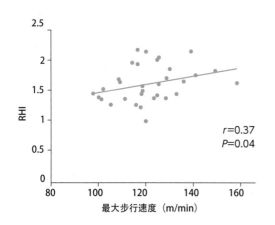

图 6-4　**生活方式相关疾病患者的血管内皮功能与步行功能之间的关系**。以 33 名有两个以上冠状动脉危险因素的生活方式相关疾病患者为对象，探索最大步行速度、活动量、血管内皮功能之间的关系。在相同活动量的患者中，发现最大步行速度与血管内皮功能呈正相关关系

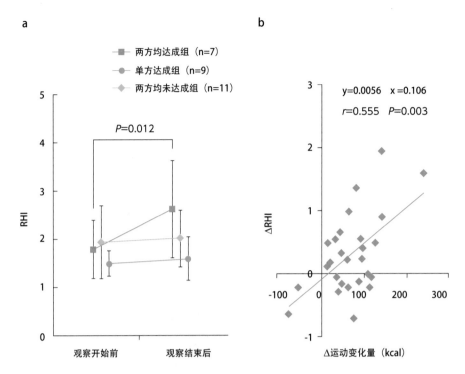

图 6-5　**通过对生活方式相关疾病患者进行运动指导后其血管内皮功能的改善效果。a.** 以步数，中等强度运动时间完成度作为分组标准检测血管内皮功能的变化。推荐的步数是 10000 步 / 日，中等强度运动时间为 30 分钟 / 日，将受试者分为两方均达成组、单方达成组、两方均未达成组。只有两方均达成组其干预前后血管内皮功能指标 RHI 的改善有统计学意义。**b.** 血管内皮功能变化与运动量变化间的关系，干预前后血管内皮功能的变化与运动量变化呈正相关，且具有统计学意义

冠状动脉疾病患者为对象为期 4 周的运动疗法的研究中，结果显示冠状动脉血管内皮功能改善了 54%，冠状动脉血流储备能力改善了 29%[57]。即使是处于笔者们日常环境中，4 周的运动，也改善了 19% 的血管内皮功能（图 6-5），且血管内皮功能改善效果与运动量具有相关性（若梅等：日循予防志第 47 卷第 1 号 p.13-23，2012）。

　　关于运动对血管内皮功能的短期改善效果，有报道表明因运动种类和强度不同而具有不同的效果。使组织缺血的运动，短期内可降低血管内皮功能。让间歇性跛行的患者进行最大步行运动，步行后 FMD 明显下降，但维生素 C 可减轻该运动的 FMD 下降程度[58]。持续运动才得以改善内皮功能。让急性心肌梗死患者行急性期第一阶段的心脏康复——15 分钟的伸展体操，其前后 RHI 的增长具有统计学意义[59]。

十二、高龄与性别

血管内皮功能随年龄增长而降低，而女性绝经前一直处于高值。在以年轻健康女性为对象的研究中，明确提出因伴随月经周期以及血中雌激素水平的变化，血管内皮功能也随之改变。

在以 89 名胸痛患者为对象的关于 RH-PAT 的研究中，与女性相比，男性的 RHI 较低。与绝经前女性相比，绝经后女性 RHI 更低。另一方面，年龄相同，仅针对有无糖尿病其 RH-PAT 指数无差别[60]。

勃起功能障碍（erectile dysfunction，ED），根据病因分类有无心因性、器质性、药物性等，但是高血压、糖尿病等生活方式相关疾病、吸烟及动脉硬化也是器质性勃起功能障碍的危险因素。在器质性勃起功能障碍患者中，也发现了血管内皮功能低下[61]。经 ED 药物治疗，不仅可以改善勃起功能，还能改善 RHI 反应的内皮功能[62]。

十三、心律不齐

与窦性心律患者相比，慢性房颤患者的血管内皮功能明显下降[63-64]。并且，经除颤治疗恢复窦性心律者，其 24 小时和 1 个月后的 FMD 结果显示该治疗可明显改善血管内皮功能[65]。在应用 RH-PAT 的研究中，阵发性房颤患者具有更低的血管内皮功能，且合并有阵发性房颤也是血管内皮功能障碍的高危因素，能降低内皮功能[66]。

十四、动脉硬化性疾病

在患有以动脉硬化为基础的缺血性心脏病、动脉硬化闭塞症以及脑血管病的患者中，其具有更低的血管内皮功能。在心绞痛患者中，除有因动脉硬化导致的器质性冠状动脉狭

专栏 进一步改善血管内皮功能的困境 **NOAC**

在笔者们所开展的以合并有动脉硬化性疾病的房颤患者为对象的研究中，与服用维生素 K 拮抗药华法林抗凝治疗组相比，服用新型口服抗凝药（NOAC）抗凝治疗组，其血管内皮功能更好，其差异具有统计学意义。另一方面，在这些患者中，其他背景因子无明显差异。研究表明，长期服用华法林的房颤患者冠状动脉 CT 检查显示的钙化评分有升高的表现。由华法林改为 NOAC 抗凝有可能可抑制动脉硬化进展。

窄、劳力性心绞痛以外，还有夜间发作的冠状动脉痉挛性心绞痛和女性中多发的微小血管型心绞痛，以上其中的任何一型，都与血管内皮功能异常有关。

1. 器质性冠状动脉狭窄

在日本以冠状动脉疾病患者为对象的研究中，发现 FMD 会随冠状动脉疾病严重程度的加重而降低[67]（图 6-6）。

此外，胸痛患者的冠状动脉内膜、中膜的增厚程度与 FMD 呈负相关关系；并且 FMD 可作为筛查冠状动脉疾病的指标[68]。

在以冠状动脉疾病患者为对象，分别注射乙酰胆碱分析冠状动脉的管径以及前臂血流的变化，还有反应性充血引起的上臂动脉 FMD 变化，这三种血管内皮功能检查的研究结果发现冠状动脉对乙酰胆碱的反应与乙酰胆碱引起的前臂血流变化相关性较高[69]。与外周血管的血管内皮功能不同，作为大动脉的上臂动脉，其血管内皮功能极易受年龄的影响。与大动脉相比，小动脉的血管内皮功能与胰岛素抵抗性相关性更高[70]。笔者认为有必要进一步研究探讨血管内皮功能与各测定部位的特点。

对于劳累时发作胸痛的器质性冠状动脉狭窄，冠状动脉成形术（PCI）是一种治疗方法。但在 PCI 中，气囊会扩张狭窄部位，支架会损伤局部冠状动脉内皮血管内皮功能[71]。为了防止支架内再狭窄而频繁使用可降解支架的患者中，发现其支架部位的血管再内皮化发生延迟，出现支架骨架长期暴露在血管内的情况[72]。即使是可降解支架，同过去的金属支架一样，支架留置后，会过度生成炎性细胞因子、减少 NO 的释放，降低血管内皮功能[73]。提示 PCI 术后会促进再狭窄和动脉硬化，其与术后末梢血流中 NO 活性降低、血中内皮素增加相关[74-75]。

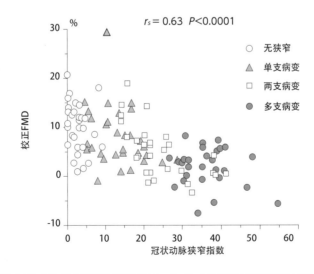

图 6-6　血管内皮功能和冠状动脉疾病严重程度的关系。FMD 与冠状动脉病变数显著相关（Kaku B，et al.：Jpn Circ J，62（6）：425-430，1998 年修订）

2. 冠状动脉痉挛性心绞痛

冠状动脉痉挛性心绞痛患者，具有更低的 FMD[76]。肾上腺素作用于冠状动脉血管平滑肌，细胞内的线粒体和内质网释放贮存的钙离子，同时，经细胞膜钙离子通道，细胞外的钙离子快速内流，氧化钙调节蛋白依赖性的肌球蛋白轻链，微丝与肌浆球蛋白丝相互结合、产生收缩。RhoA/Rho 激酶系统抑制肌球蛋白轻链磷酸酶的活性，肌球蛋白轻链持续磷酸化，增强对钙离子的敏感性，促进了钙离子内流引起平滑肌收缩。NO 通过 cGMP 抑制 RhoA/Rho 激酶系统、抑制对钙离子的敏感性，即减少钙离子从而抑制平滑肌收缩。因血管内皮功能异常带来的 NO 合成减少，无法有效降低钙离子内流、抑制冠状动脉痉挛，导致冠状动脉痉挛性心绞痛的发作。

钙离子通道拮抗剂和硝酸甘油对该病有治疗效果。但需注意使用 β 受体阻滞剂可能诱发冠状动脉痉挛和血管狭窄。

3. 微小血管型心绞痛

血管内皮功能检查对于因心脏微小血管功能障碍引起的胸痛的 40 ～ 60 岁女性来说，具有鉴别疾病的临床意义[77-78]。根据日本菅文的报道显示，在以 923 名冠状动脉疾病患者为对象、长达 8.5 年以上的观察性研究中，FMD 和 baPWV 是具有临床意义的冠状动脉不良事件发生的预测因子[79]。并且，经典的冠状动脉危险因素联合 FMD 和 baPWV 后，在预测预后中具有更高的敏感度。更年期时具有扩血管作用的雌激素分泌减少是微小血管型心绞痛的病因，还会导致心脏微小血管收缩。对于亚洲人来说，高频率的寒冷刺激、睡眠不足、过度疲劳等也是微小血管收缩的诱因，并使用钙离子通道拮抗剂治疗有效。

4. 外周动脉疾病

在慢性外周动脉疾病（PAD）中，全身性动脉硬化症的下肢动脉硬化闭塞症（arteriosclerosis obliterans，ASO）和局部病变的血栓闭塞性脉管炎（thromboangiitis obliterans，TAO）好发于 50 岁以下的吸烟男性。以前，日本 Buerger' 病等 TAO 发生较多，而现在，和其他各国相同，ASO 在周围动脉疾病（peripheral arterial disease，PAD）中占压倒性优势。在 PAD 患者中，无论是 ASO 还是 TAO，由 FMD 所反映的血管内皮功能均有下降[80]。

十五、静脉血栓栓塞症

深静脉血栓症（DVT）和急性肺血栓栓塞症（acute pulmonary thromboembolism，APTE），统称为静脉血栓栓塞症（VTE）。APTE 主要是由下肢静脉的血栓脱落后，经血流至肺部，堵塞肺动脉，最终引起呼吸困难和休克，严重时可导致死亡。DVT 分为膝盖以上深静脉中发生的中央型 DVT 和膝盖以下发生的末梢型 DVT。解剖结构决定了左侧易发生 DVT。中央型 DVT 血栓较大，会造成局部肿胀、疼痛、皮色变化等表现。而大多数末梢型 DVT 无明显临床症状[81]。

魏尔啸（Virchow）三要素包括血流瘀滞、内皮细胞损伤和高凝状态，是 VTE 的危险因素（表 6-1）。无须赘述血管内皮损害。血流瘀滞通过降低剪切应力导致血管内皮功能降低。血管内皮功能降低使 PGI_2 的生成减少了，从而促进血小板聚集和血液凝固，因此可以说魏尔啸三要素既是原因也是结果（图 6-7）。因此认为血管内皮功能检查有益于 DVT 发病危险分层及预测预后[82]。

表 6-1 静脉血栓栓塞症的危险因素

血流瘀滞	凝血系统	血管内皮损伤
长期卧床、肥胖、妊娠、充血性心力衰竭、肺心病、全身麻醉手术、下肢瘫痪、下肢石膏绷带固定、下肢静脉瘤	脱水、恶性肿瘤、妊娠、手术、外伤、骨折、烫伤、口服避孕药、感染、肾病综合征、炎性肠病、红细胞增多症、骨髓增生性疾病、抗磷脂抗体综合征	抗凝血酶缺乏症、C 蛋白缺乏症、S 蛋白缺乏症、血纤维蛋白溶酶原异常症、异常纤维蛋白原血症	手术、外伤、骨折、中心静脉导管留置、插管检查治疗、血管炎、抗磷脂抗体综合征、高同型半胱氨酸血症

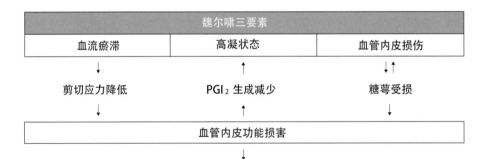

图 6-7 魏尔啸三要素与血管内皮功能障碍的关系

专栏 走近血管内皮功能进一步的改善 **热疗法**

15 分钟的沐浴，可增加 NO 的产生，促进毛细血管新生。热疗法通过升高体温来增加心排出量，从而借助外周血管剪切应力促使血管内皮生成 NO，从而改善血管内皮功能。1 周 5 次、为期 3 周的持续热疗法，可改善慢性心力衰竭患者的运动耐量，并改善 FMD 反映的血管内皮功能。与此同时，也能增加末梢血流中血管内皮祖细胞的数量。此外，在使用动脉硬化模型小鼠（apoE 基因剔除小鼠）作为下肢缺血模型的研究中，为期 5 周的热疗法可诱导 Hsp90 激活 Akt/eNOS/NO 路径，从而促进血管新生，改善下肢缺血。多种机制均提示热疗法可改善各种疾病中的血管内皮功能。

十六、心力衰竭

心力衰竭时血管内皮功能表现为下降。早在 1991 年，以 14 名患者为对象利用体积描记术检测血管内皮功能的研究结果表明在心力衰竭患者中，其有内皮依赖的血管内皮功能障碍[83]。由此认为心力衰竭患者的血管内皮功能异常，与 NO 生物活性降低有关[84]；并且证明在心力衰竭患者中，ecSOD 活性的降低，但同时黄嘌呤氧化酶会增加，从而引起过度的氧化应激反应，因此，呈现出血管内皮功能异常的状态[85]。

从前，只将有症状的心力衰竭当作"心力衰竭的对象"进行处理。但是随着慢性心力衰竭患者的增加，也逐渐认识到预防性治疗的必要性（图 6-8）。包括无症状的心力衰竭和极易发展为心力衰竭的疾病，根据慢性心力衰竭的四个阶段分阶段预防心力衰竭的发生、进展是当前心血管疾病的管理目标。期待未来运用血管内皮功能进行更为细致的心力衰竭疾病管理。在以 149 名 NYHA 心功能Ⅱ～Ⅲ级的心力衰竭患者为对象进行的前瞻性研究中，低 FMD 的患者，在为期 841 天的观察期间，心力衰竭致死病例较多，且差异有统计学意义[86]。此外，在日本，以左心室射血分数尚正常的慢性心力衰竭患者为对象的研究中，反映血管内皮功能的 RHI 和左心室舒张功能的其中一个评价指标 E/e′[*1] 及 BNP 均为独立的心血管事件发病的预测指标[87]。

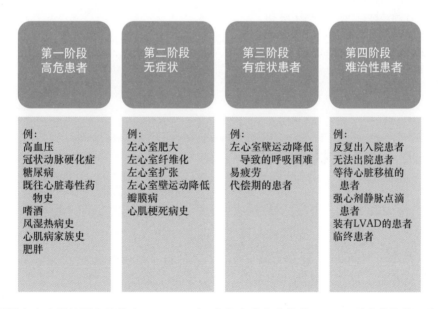

图 6-8　**慢性心力衰竭的四个阶段（ACC/AHA）**。高危患者占全体的 60.6%，无症状的第二阶段患者占 32.9%，第三阶段患者占 6.3%，第四阶段患者占 0.2%。以前只将有症状性的心力衰竭即第三阶段和第四阶段的患者作为治疗对象，而这仅仅是心力衰竭全体阶段中的一部分。有必要从更早期就开始预防性的干预治疗

[*1]　心脏超声检查中用于评估左心室舒张功能的指标。二尖瓣口血流速度波形的舒张期峰值（E）和二尖瓣环运动速度波形的舒张早期峰值（e′）的比值，与左心室充盈压力相关。

十七、肺动脉高压

众所周知，在肺动脉高压患者中，不仅是肺部血管，全身血管均表现出血管内皮功能障碍[88]。特发性肺动脉高压（idiopathic pulmonary arterial hypertension，IPAH）是进行性的肺血管重塑带来肺血流障碍和右心衰竭的危重疾病，在日本是公费医疗中的一项疑难重症。在重度 IPAH 中，对比吸入前列环素类似物伊洛前列素前后的FMD，发现 FMD 降低有统计学意义[89]。但成人的 IPAH 必须要考虑会影响血管内皮功能的并发症，而在儿童的 IPAH 研究中，结果仍表明 FMD 降低有统计学意义[90]（图 6-9）。

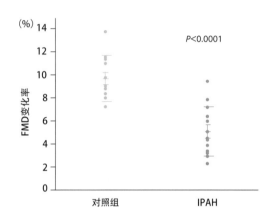

图 6-9　**特发性肺动脉高压和血管内皮功能。**在儿童的特发性肺动脉高压中（IPAH），由FMD 所反映的血管内皮功能下降（Friedman D，et al.：J Heart Lung Transplant，31（6）：642-647，2012 年修订）

十八、血流动力学状态

在冠状动脉疾病患者中，像体外反搏这种能 *1 改善血运状态的辅助循环治疗，可以提高 RHI 水平[91]。因低氧导致的 RHI 降低，可以通过改善循环衰竭来改善。

在以幼年时期接受过用于修复复杂心脏畸形其功能的 Fontan 手术 *2 的成人为对象的研究中，结果表明其低 RHI 具有统计学意义，提示了全身血管阻力的作用[92]。在 Fontan 术后的患者中，即使是无症状、无心力衰竭特征的患者，其最大氧摄入量和最强工作能力也有下降，并且其与 RHI 有明确的关联[93]。

---

*1　体外反搏：缠绕在下肢的气囊，舒张期时会充气加压，收缩期会迅速排气而降低收缩压，发挥与主动脉内球囊反搏类似作用的无创循环辅助装置。

*2　Fontan 手术：是将体循环的静脉血直接引入肺动脉的功能性根治手术，治疗单心室等先天性心脏病。

另一方面，主动脉二叶瓣（BAV）的患者，其表现出的 FMD 降低与年龄无关[94]。目前认为血中 ADMA 和过氧化物酶（MPO）等炎症标志物升高和血管内皮功能障碍与主动脉瓣膜结构改变更有可能导致 BAV 进展至瓣膜上、下行大动脉管径扩张。

十九、抑郁症

无论是在一级预防还是二级预防中，抑郁症都是心血管疾病发病的危险因素[95-97]。研究指出，针对抑郁症的持续治疗很难进行，且抑郁症患者的生活方式与非抑郁症患者也有所不同[98]。特别是在抑郁症患者中，肥胖和吸烟患者所占比率较高[99-100]。并且，与抑郁症相关的血液中 CRP 和 IL-6 水平较高[101-102]，血小板易聚集[103]，自主神经功能紊乱[104]，这些均通过过度激活全身免疫而易引发炎症[105]，因此，极容易出现血管内皮功能障碍[106]。在炎症标志物升高的抑郁症患者中，不论有无冠状动脉疾病，血管内皮功能均表示出异常[106-107]。在意大利以 415 名抑郁症患者为对象的临床研究中，伴随交感神经功能紊乱的同时，明显发现其有 FMD（%）降低[108]。

二十、维生素、矿物质

笔者期待看到通过摄入维生素和矿物质来改善血管内皮功能的报道。虽然有很多中小规模的研究报告，但是关于其有效性尚不确切，目前仍缺乏大规模的临床研究。

1. 维生素 C、维生素 E

有很多关于具有抗氧化作用的维生素 C 和维生素 E 可改善血管内皮功能的研究报道[109-112]。这些抗氧化维生素通过提升局部血管的 NO 的生物活性，从而发挥抗动脉硬化的作用。在以健康人为对象的研究中，口服血糖负荷所致的 FMD 降低可以通过摄取这两种维生素得到改善。同时，在有家族性高脂血症的儿童饮食疗法中加入维生素 C 和维生素 E 并维持 6 周，其 FMD 的改善有统计学意义[113]。长期以来有许多关于抗氧化维生素的细胞和动物模型的实验、小规模临床研究，发布了许多关于其疗效的研究报道，但遗憾的是仍缺乏大规模的临床研究。

2. 叶酸

有研究报道，服用属于维生素 B 族的叶酸 [*1] 可改善血管内皮功能[114]。在以冠状动脉疾病患者为对象的研究中，与对照组相比，单独服用叶酸组的 FMD 的改善有统计学意义，但是同时服用叶酸、维生素 C、维生素 E 组中，FMD 未见明显改善[114]。

3. 维生素 D

在以 554 名健康人为对象的研究中，认为血液中维生素 D 缺乏与 FMD 和 RHI 具有相关关系，与 PWV 呈负相关关系[115]。并且在半年后，维生素 D 缺乏完全纠正组中，RHI 的升高有统计学意义。但是，也有研究结果表明，在以维生素 D 缺乏的冠状动脉疾病患者为对象的研究中，进行 12 周的口服维生素 D_2 干预试验，与对照组相比 RHI 所反映的血管内皮功能未见明显改善[116]。关于维生素 D 补充疗法可改善血管内皮功能的效果目前尚不明确。

4. 镁离子

血液中高镁离子水平可以减轻血管内皮的损害。在以稳定型心绞痛患者为对象的研究中，经过为期 6 个月的口服镁剂治疗，可改善 FMD 反映的血管内皮功能，以及运动耐量[117]。以 283 名 CKD 患者为对象的队列研究中，结果显示血液中镁离子含量和 eGFR 与 FMD 密切相关，FMD 低值组中，血中镁离子浓度会代偿性升高[118]。另一方面，不足 2.05 mg/dl 的镁离子低值组中具有更高的心血管疾病致死率[118]。在以透析患者为对象为期 6 个月的口服镁剂治疗中，虽然颈动脉 IMT 有所改善，但血液中 CRP 及 FMD 无明显改善[119]。

二十一、不饱和脂肪酸

包括氧化 LDL 及糖化 LDL 在内的变性 LDL 饱和脂肪酸以及反式不饱和脂肪酸（反式脂肪酸）均能够引起血管内皮功能障碍。另一方面，富含不饱和脂肪酸的饮食又有望能够改善血管内皮功能。

1. 地中海饮食

以橄榄油、意大利面、水果、蔬菜、鱼为主的地中海饮食对健康有益。富含 ω-3 系

[*1]　叶酸，是一种从菠菜叶中发现的维生素 B，也称为维生素 M 和维生素 B_9，与维生素 B_{12} 有相同的功效，参与细胞增殖合成 DNA 的水溶性维生素。受孕前后摄入足量的叶酸，可大幅度降低胎儿出现神经管闭锁障碍的风险。

脂肪酸的鲑鱼油和熔点高、含不易氧化的 ω-9 系脂肪酸的橄榄油和芥花油（菜籽油）均对健康有益，进一步也有对两者进行比较的研究。与芥花油和鲑鱼油相比，橄榄油降低餐后 3 小时的 FMD，具有统计学意义，血液中的三酰甘油水平与 FMD 呈负相关关系[120]。经加热处理过的有害胆固醇能降低血管内皮功能，因此，地中海饮食好是得益于本身食材好，除此之外，处理加热少或使用富含不易氧化的油酸进行加热处理，也很重要。

2. 鱼油

被认为有抗炎作用的 ω-3 系脂肪酸是青鱼中含有的二十二碳六烯酸（DHA）和二十碳五烯酸（EPA），以及苏子油和坚果类中含有的 α 亚麻酸等不饱和脂肪酸的总称。以有糖尿病家族史的患者为对象，予其服用 ω-3 系不饱和脂肪酸 12 周后，FMD 反映的血管内皮功能有明确的改善，并且血液中三酰甘油和 TNF-α 水平的降低均具有统计学意义[121]（图 6-10）。在包含 16 个研究的 meta 分析中，结果表明 ω-3 系不饱和脂肪酸可以改善血管内皮功能[122]。但是，综合分析迄今为止的 5 个总结临床研究的 meta 分析来看，很遗憾的是，仍未明确服用 ω-3 系不饱和脂肪酸是否有减少心血管事件的效果[123]。

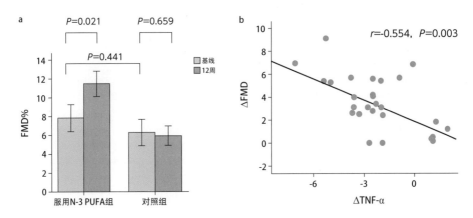

图 6-10　ω-3 系不饱和脂肪酸的抗炎作用和血管内皮功能改善作用。给有糖尿病家族史的患者口服 ω-3 系不饱和脂肪酸 12 周。**a.** FMD 的改善有统计学意义。并且血液中三酰甘油和 TNF-α 的降低有统计学意义。**b.** 血液中 TNF-α 的降低与 FMD 的升高有相关关系（Rizza S，et al.：Atherosclerosis，2006（2）：569-574，2009 年修订）

📖 参考文献

[1] Clarkson P, et al.：Endothelium-dependent dilatation is impaired in young healthy subjects with a family history of premature coronary disease. Circulation, 96（10）：3378-3383, 1997.

[2] Gaeta G, et al.：Arterial abnormalities in the offspring of patients with premature myocardial infarction. N Engl J Med, 343（12）：840-846, 2000.

[3] Appel LJ, et al.：The importance of population-wide sodium reduction as a means to prevent cardiovascular disease and stroke：a call to action from the American Heart Association. Circulation, 123（10）：1138-1143, 2011.

[4] Dickinson KM, et al.：Effects of a low-salt diet on flow-mediated dilatation in humans. Am J Clin Nutr, 89（2）：485-490, 2009.

[5] Jablonski KL, et al.：Dietary sodium restriction reverses vascular endothelial dysfunction in middle-aged/older adults with moderately elevated systolic blood pressure. J Am Coll Cardiol, 61（3）：335-343, 2013.

[6] Celermajer DS, et al.：Cigarette smoking is associated with dose-related and potentially reversible impairment of endothelium-dependent dilation in healthy young adults. Circulation, 88（5 Pt 1）：2149-2155, 1993.

[7] Ambrose JA, et al.：The pathophysiology of cigarette smoking and cardiovascular disease：an update. J Am Coll Cardiol, 43（10）：1731-1737, 2004.

[8] Mitchell GF, et al.：Local shear stress and brachial artery flow-mediated dilation：the Framingham Heart Study. Hypertension, 44（2）：134-139, 2004.

[9] Hamburg NM, et al.：Cross-sectional relations of digital vascular function to cardiovascular risk factors in the Framingham Heart Study. Circulation, 117（19）：2467-2474, 2008.

[10] Kato T, et al.：Short-term passive smoking causes endothelial dysfunction via oxidative stress in non-smokers. Can J Physiol Pharmacol, 84（5）：523-529, 2006.

[11] Linder L, et al.：Indirect evidence for release of endothelium-derived relaxing factor in human forearm circulation *in vivo*. Blunted response in essential hypertension. Circulation, 81（6）：1762-1767, 1990.

[12] Park JB, et al.：Correlation of endothelial function in large and small arteries in human essential hypertension. J Hypertens, 19（3）：415-420, 2001.

[13] Schiffrin EL, et al.：Correction of arterial structure and endothelial dysfunction in human essential hypertension by the angiotensin receptor antagonist losartan. Circulation, 101（14）：1653-1659, 2000.

[14] Park JB, et al.：Small artery remodeling is the most prevalent（earliest?）form of target organ damage in mild essential hypertension. J Hypertens, 19（5）：921-930, 2001.

[15] Muiesan ML, et al.：Effect of treatment on flow-dependent vasodilation of the brachial artery in essential hypertension. Hypertension, 33（1 Pt 2）：575-580, 1999.

[16] Modena MG, et al.：Prognostic role of reversible endothelial dysfunction in hypertensive postmenopausal women. J Am Coll Cardiol, 40（3）：505-510, 2002.

[17] Title LM, et al.：Oral glucose loading acutely attenuates endothelium-dependent vasodilation in healthy adults without diabetes：an effect prevented by vitamins C and E. J Am Coll Cardiol, 36（7）：2185-2191, 2000.

[18] Williams SB, et al.：Acute hyperglycemia attenuates endothelium-dependent vasodilation in humans *in vivo*. Circulation, 97（17）：1695-1701, 1998.

[19] da Silva CG, et al.：Mechanism of purinergic activation of endothelial nitric oxide synthase in endothelial cells. Circulation, 119（6）：871-879, 2009.

[20] Beckman JA, et al.：Oral antioxidant therapy improves endothelial function in Type 1 but not Type 2 diabetes mellitus. Am J Physiol Heart Circ Physiol, 285（6）：H2392-2398, 2003.

[21] Schofield I, et al.：Vascular structural and functional changes in type 2 diabetes mellitus：evidence for the roles of abnormal myogenic responsiveness and dyslipidemia. Circulation, 106（24）：3037-3043, 2002.

[22] Tomiyama H, et al.：Influences of increased oxidative stress on endothelial function, platelets function, and fibrinolysis in hypertension associated with glucose intolerance. Hypertens Res, 26（4）：295-300, 2003.

[23] Risso A, et al.：Intermittent high glucose enhances apoptosis in human umbilical vein endothelial cells in culture. Am J Physiol Endocrinol Metab, 281（5）：E924-930, 2001.

[24] Esposito K, et al.：Inflammatory cytokine concentrations are acutely increased by hyperglycemia in humans：role of oxidative stress. Circulation, 106（16）：2067-2072, 2002.

[25] Ceriello A, et al.：Glucagon-like peptide 1 reduces endothelial dysfunction, inflammation, and oxidative stress induced by both hyperglycemia and hypoglycemia in type 1 diabetes. Diabetes Care, 36（8）：2346-2350, 2013.

[26] Kitano D, et al.：Miglitol improves postprandial

endothelial dysfunction in patients with acute coronary syndrome and new-onset postprandial hyperglycemia. Cardiovasc Diabetol, 12：92, 2013.

[27] Kitasato L, et al.：Postprandial hyperglycemia and endothelial function in type 2 diabetes：focus on mitiglinide. Cardiovasc Diabetol, 11：79, 2012.

[28] Dupuis J, et al.：Cholesterol reduction rapidly improves endothelial function after acute coronary syndromes. The RECIFE（reduction of cholesterol in ischemia and function of the endothelium）trial. Circulation, 99（25）：3227-3233, 1999.

[29] Masoura C, et al.：Arterial endothelial function and wall thickness in familial hypercholesterolemia and familial combined hyperlipidemia and the effect of statins. A systematic review and meta-analysis. Atherosclerosis, 214（1）：129-138, 2011.

[30] Yamaoka-Tojo M, et al.：Ezetimibe and reactive oxygen species. Curr Vasc Pharmacol, 9（1）：109-120, 2011.

[31] Yamaoka-Tojo M, et al.：Effects of ezetimibe add-on therapy for high-risk patients with dyslipidemia. Lipids Health Dis, 8：41, 2009.

[32] Westerink J, et al.：High-dose statin monotherapy versus low-dose statin/ezetimibe combination on fasting and postprandial lipids and endothelial function in obese patients with the metabolic syndrome：The PANACEA study. Atherosclerosis, 227（1）：118-124, 2013.

[33] Yu MA, et al.：Oxidative stress with an activation of the renin-angiotensin system in human vascular endothelial cells as a novel mechanism of uric acid-induced endothelial dysfunction. J Hypertens, 28（6）：1234-1242, 2010.

[34] Tomiyama H, et al.：Relationships among hyperuricemia, metabolic syndrome, and endothelial function. Am J Hypertens, 24（7）：770-774, 2011.

[35] Maruhashi T, et al.：Hyperuricemia is independently associated with endothelial dysfunction in postmenopausal women but not in premenopausal women. BMJ Open, 3（11）：e003659, 2013.

[36] National Kidney Foundation：K/DOQI clinical practice guidelines for chronic kidney disease：evaluation, classification, and stratification. Am J Kidney Dis, 39（2 Suppl 1）：S1-266, 2002.

[37] Thambyrajah J, et al.：Abnormalities of endothelial function in patients with predialysis renal failure. Heart, 83（2）：205-209, 2000.

[38] Lilitkarntakul P, et al.：Blood pressure and not uraemia is the major determinant of arterial stiffness and endothelial dysfunction in patients with chronic kidney disease and minimal co-morbidity. Atherosclerosis, 216（1）：217-225, 2011.

[39] Recio-Mayoral A, et al.：Endothelial dysfunction, inflammation and atherosclerosis in chronic kidney disease—a cross-sectional study of predialysis, dialysis and kidney-transplantation patients. Atherosclerosis, 216（2）：446-451, 2011.

[40] Hirata Y, et al.：Endothelial function and cardiovascular events in chronic kidney disease. Int J Cardiol, 173（3）：481-486, 2014.

[41] van Guldener C, et al.：Endothelium-dependent vasodilatation is impaired in peritoneal dialysis patients. Nephrol Dial Transplant, 13（7）：1782-1786, 1998.

[42] Morimoto S, et al.：Prognostic significance of ankle-brachial index, brachial-ankle pulse wave velocity, flow-mediated dilation, and nitroglycerin-mediated dilation in end-stage renal disease. Am J Nephrol, 30（1）：55-63, 2009.

[43] London GM, et al.：Forearm reactive hyperemia and mortality in end-stage renal disease. Kidney Int, 65（2）：700-704, 2004.

[44] Hamburg NM, et al.：Metabolic syndrome, insulin resistance, and brachial artery vasodilator function in Framingham Offspring participants without clinical evidence of cardiovascular disease. Am J Cardiol, 101（1）：82-88, 2008.

[45] Suzuki T, et al.：Metabolic syndrome, endothelial dysfunction, and risk of cardiovascular events：the Northern Manhattan Study（NOMAS）. Am Heart J, 156（2）：405-410, 2008.

[46] Matsuzawa Y, et al.：Successful diet and exercise therapy as evaluated on self-assessment score significantly improves endothelial function in metabolic syndrome patients. Circ J, 77（11）：2807-2815, 2013.

[47] Kurose S, et al.：Improvement in endothelial function by lifestyle modification focused on exercise training is associated with insulin resistance in obese patients. Obes Res Clin Pract, 8（1）：e106-114, 2014.

[48] de Aguiar LG, et al.：Metformin improves endothelial vascular reactivity in first-degree relatives of type 2 diabetic patients with metabolic syndrome and normal glucose tolerance. Diabetes Care, 29（5）：1083-1089, 2006.

[49] Kilicarslan A, et al.：Fenofibrate improves endothelial function and decreases thrombin-activatable fibrinolysis inhibitor concentration in metabolic syndrome. Blood Coagul Fibrinolysis, 19（4）：310-314, 2008.

[50] Itzhaki S, et al.：Endothelial dysfunction in obstructive sleep apnea measured by peripheral arterial tone response in the finger to reactive hyperemia. Sleep, 28（5）：594-600, 2005.

[51] Jelic S, et al.：Vascular inflammation in obesity and sleep apnea. Circulation, 121（8）：1014-1021, 2010.

[52] Kohler M, et al.：Endothelial function and arterial stiffness in minimally symptomatic obstructive

sleep apnea. Am J Respir Crit Care Med, 178（9）：984-988, 2008.

［53］ Butt M, et al.：Myocardial perfusion by myocardial contrast echocardiography and endothelial dysfunction in obstructive sleep apnea. Hypertension, 58（3）：417-424, 2011.

［54］ Randby A, et al.：Sex-dependent impact of OSA on digital vascular function. Chest, 144（3）：915-922, 2013.

［55］ Kheirandish-Gozal L, et al.：Obstructive sleep apnea in children is associated with severity-dependent deterioration in overnight endothelial function. Sleep Med, 14（6）：526-531, 2013.

［56］ Clarkson P, et al.：Exercise training enhances endothelial function in young men. J Am Coll Cardiol, 33（5）：1379-1385, 1999.

［57］ Hambrecht R, et al.：Effect of exercise on coronary endothelial function in patients with coronary artery disease. N Engl J Med, 342（7）：454-460, 2000.

［58］ Silvestro A, et al.：Vitamin C prevents endothelial dysfunction induced by acute exercise in patients with intermittent claudication. Atherosclerosis, 165（2）：277-283, 2002.

［59］ Hotta K, et al.：Stretching exercises enhance vascular endothelial function and improve peripheral circulation in patients with acute myocardial infarction. Int Heart J, 54（2）：59-63, 2013.

［60］ Davies PF, et al.：Influence of hemodynamic forces on vascular endothelial function. *In vitro* studies of shear stress and pinocytosis in bovine aortic cells. J Clin Invest, 73（4）：1121-1129, 1984.

［61］ Kaiser DR, et al.：Impaired brachial artery endothelium-dependent and-independent vasodilation in men with erectile dysfunction and no other clinical cardiovascular disease. J Am Coll Cardiol, 43（2）：179-184, 2004.

［62］ Aversa A, et al.：A spontaneous, double-blind, double-dummy cross-over study on the effects of daily vardenafil on arterial stiffness in patients with vasculogenic erectile dysfunction. Int J Cardiol, 160（3）：187-191, 2012.

［63］ Minamino T, et al.：Plasma levels of nitrite/nitrate and platelet cGMP levels are decreased in patients with atrial fibrillation. Arterioscler Thromb Vasc Biol, 17（11）：3191-3195, 1997.

［64］ Takahashi N, et al.：Atrial fibrillation impairs endothelial function of forearm vessels in humans. J Card Fail, 7（1）：45-54, 2001.

［65］ Skalidis EI, et al.：Endothelial cell function during atrial fibrillation and after restoration of sinus rhythm. Am J Cardiol, 99（9）：1258-1262, 2007.

［66］ Matsue Y, et al.：Endothelial dysfunction in paroxysmal atrial fibrillation as a prothrombotic state. Comparison with permanent/persistent atrial fibril-lation. J Atheroscler Thromb, 18（4）：298-304, 2011.

［67］ Kaku B, et al.：The correlation between coronary stenosis index and flow-mediated dilation of the brachial artery. Jpn Circ J, 62（6）：425-430, 1998.

［68］ Kawano H, et al.：The relationship between endothelial function in the brachial artery and intima plus media thickening of the coronary arteries in patients with chest pain syndrome. Atherosclerosis, 195（2）：361-366, 2007.

［69］ Monnink SH, et al.：Endothelial dysfunction in patients with coronary artery disease：a comparison of three frequently reported tests. J Investig Med, 50（1）：19-24, 2002.

［70］ Yoshida M, et al.：Relationship of insulin resistance to macro- and microvasculature reactivity in hypertension. Am J Hypertens, 23（5）：495-500, 2010.

［71］ Caramori PR, et al.：Long-term endothelial dysfunction after coronary artery stenting. J Am Coll Cardiol, 34（6）：1675-1679, 1999.

［72］ Gomes WJ, et al.：Inflammatory reaction after sirolimus-eluting stent implant. Ann Thorac Surg, 80（5）：1903-1904, 2005.

［73］ Sardella G, et al.：Early elevation of interleukin-1beta and interleukin-6 levels after bare or drug-eluting stent implantation in patients with stable angina. Thromb Res, 117（6）：659-664, 2006.

［74］ Janero DR, et al.：Nitric oxide and postangioplasty restenosis：pathological correlates and therapeutic potential. Free Radic Biol Med, 29（12）：1199-1221, 2000.

［75］ Hojo Y, et al.：Release of endothelin 1 and angiotensin Ⅱ induced by percutaneous transluminal coronary angioplasty. Catheter Cardiovasc Interv, 51（1）：42-49, 2000.

［76］ Teragawa H, et al.：Endothelial dysfunction is an independent factor responsible for vasospastic angina. Clin Sci（Lond）, 101（6）：707-713, 2001.

［77］ Matsuzawa Y, et al.：Digital assessment of endothelial function and ischemic heart disease in women. J Am Coll Cardiol, 55（16）：1688-1696, 2010.

［78］ Ohba K, et al.：Microvascular coronary artery spasm presents distinctive clinical features with endothelial dysfunction as nonobstructive coronary artery disease. J Am Heart Assoc, 1（5）：e002485, 2012.

［79］ Sugamata W, et al.：The combined assessment of flow-mediated dilation of the brachial artery and brachial-ankle pulse wave velocity improves the prediction of future coronary events in patients with chronic coronary artery disease. J Cardiol, 64（3）：179-184, 2014.

［80］ Idei N, et al.：Vascular function and circulating progenitor cells in thromboangitis obliterans（Buerger's disease）and atherosclerosis obliterans.

Hypertension, 57（1）：70-78, 2011.

［81］日本循環器学会（安藤太三班長）：肺血栓塞栓症および深部静脈血栓症の診断，治療，予防に関するガイドライン. 2009 年改訂版, 2009.

［82］Suzuki H, et al.：Utility of noninvasive endothelial function test for prediction of deep vein thrombosis after total hip or knee arthroplasty. Circ J, 78（7）：1723-1732, 2014.

［83］Kubo SH, et al.：Endothelium-dependent vasodilation is attenuated in patients with heart failure. Circulation, 84（4）：1589-1596, 1991.

［84］Hornig B, Maier V, and Drexler H：Physical training improves endothelial function in patients with chronic heart failure. Circulation, 93（2）：210-214, 1996.

［85］Landmesser U, et al.：Vascular oxidative stress and endothelial dysfunction in patients with chronic heart failure：role of xanthine-oxidase and extracellular superoxide dismutase. Circulation, 106（24）：3073-3078, 2002.

［86］Katz SD, et al.：Vascular endothelial dysfunction and mortality risk in patients with chronic heart failure. Circulation, 111（3）：310-314, 2005.

［87］Akiyama E, et al.：Incremental prognostic significance of peripheral endothelial dysfunction in patients with heart failure with normal left ventricular ejection fraction. J Am Coll Cardiol, 60（18）：1778-1786, 2012.

［88］Gabrielli LA, et al.：Systemic oxidative stress and endothelial dysfunction is associated with an attenuated acute vascular response to inhaled prostanoid in pulmonary artery hypertension patients. J Card Fail, 17（12）：1012-1017, 2011.

［89］Wolff B, et al.：Impaired peripheral endothelial function in severe idiopathic pulmonary hypertension correlates with the pulmonary vascular response to inhaled iloprost. Am Heart J, 153（6）：1088 e1-7, 2007.

［90］Friedman D, et al.：Systemic endothelial dysfunction in children with idiopathic pulmonary arterial hypertension correlates with disease severity. J Heart Lung Transplant, 31（6）：642-647, 2012.

［91］Bonetti PO, et al.：Enhanced external counterpulsation improves endothelial function in patients with symptomatic coronary artery disease. J Am Coll Cardiol, 41（10）：1761-1768, 2003.

［92］Lambert E, et al.：Sympathetic and vascular dysfunction in adult patients with Fontan circulation. Int J Cardiol, 167（4）：1333-1338, 2013.

［93］Goldstein BH, et al.：Usefulness of peripheral vascular function to predict functional health status in patients with Fontan circulation. Am J Cardiol, 108（3）：428-434, 2011.

［94］Ali OA, et al.：Interactions between inflammatory activation and endothelial dysfunction selectively modulate valve disease progression in patients with bicuspid aortic valve. Heart, 100(10)：800-805, 2014.

［95］Wulsin LR, et al.：Do depressive symptoms increase the risk for the onset of coronary disease? A systematic quantitative review. Psychosom Med, 65（2）：201-210, 2003.

［96］Nicholson A, et al.：Depression as an aetiologic and prognostic factor in coronary heart disease：a meta-analysis of 6362 events among 146 538 participants in 54 observational studies. Eur Heart J, 27（23）：2763-2774, 2006.

［97］van Melle JP, et al.：Prognostic association of depression following myocardial infarction with mortality and cardiovascular events：a meta-analysis. Psychosom Med, 66（6）：814-822, 2004.

［98］Wing RR, et al.：The role of adherence in mediating the relationship between depression and health outcomes. J Psychosom Res, 53（4）：877-881, 2002.

［99］Friedman MA, et al.：Psychological correlates of obesity：moving to the next research generation. Psychol Bull, 117（1）：3-20, 1995.

［100］Ahlsten G, et al.：Prostacyclin-like activity in umbilical arteries is dose-dependently reduced by maternal smoking and related to nicotine levels. Biol Neonate, 58（5）：271-278, 1990.

［101］Ladwig KH, et al.：C-reactive protein, depressed mood, and the prediction of coronary heart disease in initially healthy men：results from the MONICA-KORA Augsburg Cohort Study 1984-1998. Eur Heart J, 26（23）：2537-2542, 2005.

［102］Empana JP, et al.：Contributions of depressive mood and circulating inflammatory markers to coronary heart disease in healthy European men：the Prospective Epidemiological Study of Myocardial Infarction（PRIME）. Circulation, 111（18）：2299-2305, 2005.

［103］Bruce EC, et al.：Depression, alterations in platelet function, and ischemic heart disease. Psychosom Med, 67 Suppl 1：S34-36, 2005.

［104］Veith RC, et al.：Sympathetic nervous system activity in major depression. Basal and desipramine-induced alterations in plasma norepinephrine kinetics. Arch Gen Psychiatry, 51（5）：411-422, 1994.

［105］Ford DE, et al.：Depression and C-reactive protein in US adults：data from the Third National Health and Nutrition Examination Survey. Arch Intern Med, 164（9）：1010-1014, 2004.

［106］Rajagopalan S, et al.：Abnormal brachial artery flow-mediated vasodilation in young adults with major depression. Am J Cardiol, 88（2）：196-198, A7, 2001.

［107］Sherwood A, et al.：Impaired endothelial function in coronary heart disease patients with depressive symptomatology. J Am Coll Cardiol, 46（4）：656-659, 2005.

［108］Pizzi C, et al.：Analysis of potential predictors of depression among coronary heart disease risk factors including heart rate variability, markers of inflammation, and endothelial function. Eur Heart J, 29（9）：1110-1117, 2008.

［109］Ting HH, et al.：Vitamin C improves endothelium-dependent vasodilation in forearm resistance vessels of humans with hypercholesterolemia. Circulation, 95（12）：2617-2622, 1997.

［110］Levine GN, et al.：Ascorbic acid reverses endothelial vasomotor dysfunction in patients with coronary artery disease. Circulation, 93（6）：1107-1113, 1996.

［111］Anderson TJ, et al.：The effect of cholesterol-lowering and antioxidant therapy on endothelium-dependent coronary vasomotion. N Engl J Med, 332（8）：488-493, 1995.

［112］Neunteufl T, et al.：Additional benefit of vitamin E supplementation to simvastatin therapy on vasoreactivity of the brachial artery of hypercholesterolemic men. J Am Coll Cardiol, 32(3)：711-716, 1998.

［113］Engler MM, et al.：Antioxidant vitamins C and E improve endothelial function in children with hyperlipidemia：Endothelial Assessment of Risk from Lipids in Youth（EARLY）Trial. Circulation, 108（9）：1059-1063, 2003.

［114］Title LM, et al.：Effect of folic acid and antioxidant vitamins on endothelial dysfunction inpatients with coronary artery disease. J Am Coll Cardiol, 36（3）：758-765, 2000.

［115］Al Mheid I, et al.：Vitamin D status is associated with arterial stiffness and vascular dysfunction in healthy humans. J Am Coll Cardiol, 58（2）：186-192, 2011.

［116］Sokol SI, et al.：The effects of vitamin D repletion on endothelial function and inflammation in patients with coronary artery disease. Vasc Med, 17（6）：394-404, 2012.

［117］Shechter M, et al.：Oral magnesium therapy improves endothelial function in patients with coronary artery disease. Circulation, 102（19）：2353-2358, 2000.

［118］Kanbay M, et al.：Relationship between serum magnesium levels and cardiovascular events in chronic kidney disease patients. Am J Nephrol, 36（3）：228-237, 2012.

［119］Mortazavi M, et al.：Effect of magnesium supplementation on carotid intima-media thickness and flow-mediated dilatation among hemodialysis patients：a double-blind, randomized, placebo-controlled trial. Eur Neurol, 69（5）：309-316, 2013.

［120］Vogel RA, et al.：The postprandial effect of components of the Mediterranean diet on endothelial function. J Am Coll Cardiol, 36（5）：1455-1460, 2000.

［121］Rizza S, et al.：Fish oil supplementation improves endothelial function in normoglycemic offspring of patients with type 2 diabetes. Atherosclerosis, 206（2）：569-574, 2009.

［122］Wang Q, et al.：Effect of omega-3 fatty acids supplementation on endothelial function：a meta-analysis of randomized controlled trials. Atherosclerosis, 221（2）：536-543, 2012.

［123］Enns JE, et al.：The impact of omega-3 polyunsaturated fatty acid supplementation on the incidence of cardiovascular events and complications in peripheral arterial disease：a systematic review and meta-analysis. BMC Cardiovasc Disord, 14（1）：70, 2014.

专栏　　走近血管内皮功能更进一步的改善　**咖啡**

　　虽然很期待咖啡多酚有抗动脉硬化作用，但是已确认 75 g 糖负荷时若摄入咖啡多酚，RHI 会有所改善。另一方面，与无咖啡因的咖啡相比，摄入含咖啡因的咖啡时，其即刻效果为 FMD 所反映的血管内皮功能降低。但是，有研究表明无咖啡因的意大利浓缩咖啡，其改善 FMD 具有剂量依赖性。在长期摄入时，最好避开因过度摄入咖啡因带来的血压上升和交感神经兴奋，而选择饮用咖啡多酚含量丰富的咖啡。

第七章

血管内皮功能在临床中的应用实践

在大规模临床试验中，将有某一特定倾向的患者组成一组，由此可使得出的结果更加明确，也更有可能获得各组的整体特征。虽然某些干预治疗的结果及其平均预后有可观的结论，但是在实际的临床工作中，并不完全顺应其研究结果，原因在于，医生面前的患者，或者未必是能够申请参加大规模临床试验的典型病例，或者是符合临床试验排除标准但患多种疾病的患者。

对具有两个以上可改变的冠状动脉危险因素的患者不仅需从生活方式、药物及运动等方面来改善，还需要能够对其结果进行综合评价的血管内皮功能检查。在笔者们的生存环境中，会持续使用心血管疾病管理的评价指标 RHI 来评估代谢综合征和肥胖患者的慢性心脏康复的情况，以 RHI 0.49[1] 及 Log-RHI 0.54[2] 为标准纳入扩张性心衰患者组，其心血管事件发生率更高。但是，还未确定 RHI 的心血管疾病管理目标值。在笔者的研究所中，平均年龄 66 岁、血压控制良好的 14 名男性的 RHI 为 1.87，与其相对的，同龄动脉硬化高风险组中的患者 RHI 为 1.36（图 7-1）。对于这些高风险患者，在纠正其生活方式和强化药物治疗后，其 RHI 改善至 1.5 ～ 1.8 及以上，因此，可考虑 RHI 为 1.5 作为心血管疾病管理的一个目标值。

在本章中，主要介绍关于血管内皮功能检查在心血管疾病管理中的实践。

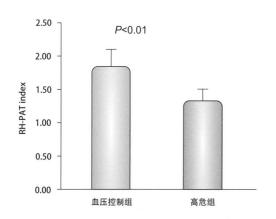

图 7-1　**动脉硬化性疾病高危组的 RHI**。比较高危组 17 名患者和同龄仅控制血压组 14 名（平均年龄 6 岁）患者的 RHI，结果为 1.87 vs. 1.36

一、肥胖患者的减重指导

为将"可视化成果"与动机持续相联，笔者们将 RHI 作为评价总体心脏康复效果的指标应用于患者减重（病例 1）。此外，通过血管内指导内皮功能检查，选择最有效果的药物组合，并给患者制订出最合适的"个体化动脉硬化进展的方案"。

病例 1　**减重治疗的应用**

52 岁，女性，家庭主妇，BW 105 kg，BMI 43 kg/m²。

在高血压、血脂异常、糖尿病门诊治疗，到目前为止进行了半年的饮食指导和运动指导，但因无法坚持运动，无法控制零食，体重并未得到很好的控制。测量 RHI 为 1.2。把血管内皮功能测定作为减重效果判定。

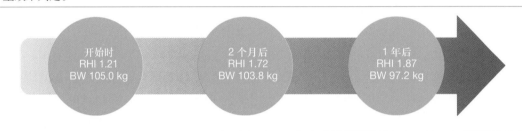

开始时
RHI 1.21
BW 105.0 kg

2 个月后
RHI 1.72
BW 103.8 kg

1 年后
RHI 1.87
BW 97.2 kg

2 个月内，通过控制零食，体重减少仅为 1.2 kg，但事实上 RHI 改善至目标值 1.5 以上。通过定期测定 RHI，强化了自身减重的意识，有助于坚持散步锻炼。一年后，又成功减重 6.6 kg。

二、预防动脉硬化的心血管疾病管理

研究表明，冠状动脉疾病、2 型糖尿病、高血压、肥胖、慢性肾病、高胆固醇血症中的血管内皮功能下降。因此，人们认为血管内皮功能的改善情况可以作为评估该疾病管理疗效的重要指标（病例 2 ～ 5）。baPWV、CAVI、ABI、颈动脉超声、冠状动脉 CT 等，可与其他动脉硬化进展指标组合，综合评价长期疾病管理效果（表 7-1）。

表 7-1　监测动脉硬化进展的指标

检查项目	意义	优点	缺点	检查间隔
血管内皮功能	能够测出血管功能的异常	应用于早期诊断，灵敏度高	易受饮食影响，必须要统一测定条件	3 个月
肱-踝脉搏传导速度		可评估血管年龄	有 ASO 等器质性病变时不能使用	半年
心踝血管指数		不受血压和血管反射的影响		
颈动脉超声	能够测出血管的器质性变化	能够判定斑块的性状	重复性不易保证，要求有一定的熟练度	1 年
踝肱指数		应用于 ASO 的诊断	轻中度动脉硬化时无异常表现	1 年
冠状动脉 CT		能够计算钙化评分	重度钙化时，无法发现微小变化 有辐射，需使用造影剂	数年（不建议无症状低危患者进行定期检查）

病例 2　**糖尿病治疗状况的评价**

　　48 岁，男性，中学教学组组长。

　　5 年前通过学校体检发现高血压、糖尿病，但并未治疗。2 个月前，肩周炎加重，在登车站台阶时自觉气喘。外出与朋友吃烤肉时因暴饮暴食，2 日后，在棒球部门指导活动的过程中自觉胸部压迫感，遂来就诊。入院时，自觉症状有所减轻，但是 BP 为 186/110 mmHg，心电图提示左心室肥厚。化验提示，HbA1c 10.2%，LDL-C196 mg/dl，BMI 28 kg/m^2。同时进行肥胖生活指导和高血压、糖尿病、血脂异常的治疗。3 个月后通过生活指导和药物治疗，血压控制良好，但是血糖未得到很好的控制，开始进行糖尿病药物治疗。

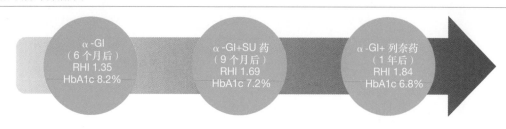

　　首先，通过服用 α-GI 药和生活指导来控制血糖。治疗开始 6 个月后，RHI 仍偏低，因此开始加用少量 SU 类降糖药。在血糖得以控制的同时，RHI 也得到改善，但是因为有出现低血糖，遂停用 SU 类降糖药，改用列奈药。此后，未再出现低血糖，1 年后，血糖控制良好，且 RHI 得到改善。今后考虑通过血糖控制情况及 RHI 水平调整药物治疗方案。

病例 3　辅助指导

68 岁，男性，饮食店经营者。

3 年前因前壁心肌梗死而行左前降支和回旋支的冠状动脉内支架置入术。合并多种狭窄程度为 99% 狭窄的外周血管病变。先前戒烟成功，高血压、糖尿病和血脂异常，控制良好。1 年后，定期到医院行心脏相关全面检查。

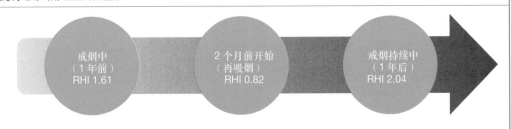

在进行血管内皮功能测定时，发现与去年相比数值有所降低，通过详细问诊，发现 2 个月前又重新开始吸烟。因此再次进行戒烟指导。半年后复查时，RHI 改善到 1.74。从戒烟开始经过 1 年时间到现在未再复吸，RHI 也提示状况良好。

病例 4　血脂异常的治疗效果

70 岁，女性，糖尿病和高血压治疗中。

1 年前因 LDL-C 210 mg/dl，开始他汀治疗后 LDL-C 降低至 168 mg/dl，并出现下肢疼痛。因 CPK 上升至 512 U/ml，考虑是他汀的副作用横纹肌溶解，遂停药。而后，通过严格的饮食疗法控制胆固醇摄入，LDL-C 维持在 190 mg/dl 左右。RHI 低至 1.36，行颈动脉超声检查，明确了两侧斑块的情况。因高 LDL 胆固醇血症，开始服用依泽替米贝。因并未再出现下肢疼痛和 CPK 上升，遂口服药物 3 个月后再次评价了依泽替米贝的效果。

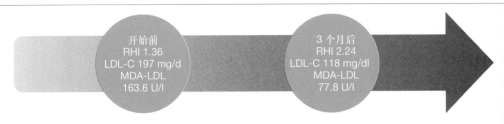

在服用依泽替米贝中，发现 LDL-C 及 MDA-LDL[*1] 大幅度下降，RHI 得以改善。在严格控制脂质入量时，机体处于胆固醇吸收亢进状态，故胆固醇吸收抑制剂效果显著。

[*1]　MDA-LDL：丙二醇修饰 LDL，是代表性的脂质过氧化产物，作为氧化应激指标。MDA-LDL 值作为既往有冠状动脉疾病的糖尿病患者的预后预测标志物。标准值为 46 ~ 82 U/l（45 岁以下男性和 55 岁以下女性），61 ~ 105 U/l（45 岁以上男性和 55 岁以上女性）。

病例 5 抗凝治疗的选择

68 岁，女性，BMI 25 kg/m²。

5 年前因房颤，开始用华法林 4.5 ～ 5.0 mg/d 抗凝。口服药物治疗高血压和血脂异常，因腰痛至骨科就诊，诊断骨质疏松症。因华法林以及严格控制维生素 K 摄入是骨质疏松症的危险因素，遂停用华法林，替换为新型口服抗凝药（NOAC）。

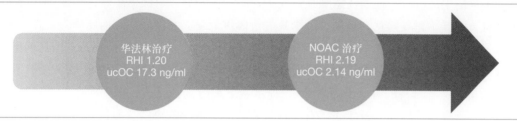

在服用华法林时需遵循主治医生的指示限制维生素 K 摄入，但是随着替换为 NOAC 后，不再限制纳豆和绿黄色蔬菜摄入，随后提示维生素 K 缺乏和骨代谢的指标得到纠正，作为骨形成标志物的 ucOC[*1]。在服用华法林时明显异常，更换抗凝药后有所逆转。而替换为 NOAC 半年后，ucCO 明显减少，且 RHI 也有明显改善。

三、心脏康复的风险分层与效果评价

在慢性期的心脏康复中，因为较难实际感受改善生活习惯和指导运动的效果，所以"可视化疗效"对指导患者很重要（病例 6）。研究表明，对超重的动脉疾病患者进行心脏康复，运动耐量和 FMD 会随体重减轻而改善，且变化具有统计学意义[3]。

病例 6 指导家庭运动的效果评价

76 岁，男性，1 个月前发作急性心肌梗死。

为求心脏康复遂于医院就诊。出院时心脏运动负荷检查未见特殊问题。高血压、血脂异常控制良好。问诊时，表明"每日散步 1 小时，感觉能够达到充分的运动"。

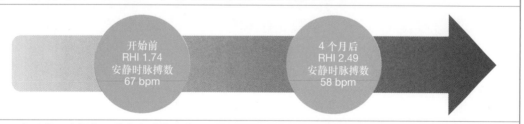

为了进一步提高血管内皮功能，使用运动耐量计指导了中等程度以上的运动量后，RHI 得到了更进一步的改善。与服用 β 受体阻滞剂无关，虽然运动时仍有血压升高，但通过心脏康复可恢复，安静时的脉搏数也有下降。

[*1]　ucOC：羧化不全骨钙素，作为骨质疏松症的骨代谢标志物，正常值为 4.50 ng/ml 以下。ucOC 血中浓度升高时，反映各脏器缺乏维生素 K。

四、评价预防缺血性心脏病复发的干预治疗效果

以急性冠状动脉综合征的发病作为契机，让患者自己成为心血管疾病管理的主角开始改善不良的生活方式，还需注意加强自我护理的相关指导。对吸烟患者进行戒烟指导，对肥胖者，则开始指导饮食和运动，鼓励其进行体重记录。对糖尿病和血脂异常，在指导生活方式的同时，开始以指南为基础的药物治疗（病例 7）。对于血压控制为不满意的患者，不仅要调整降压药物，还要开始戒烟、限酒、血压监测、增加运动量等长期的疾病管理。恰当的指导患者自身的可"努力之处"，提示接下来应走的路线，由此使患者自身长期心血管疾病管理成为可能。近年来，有通过专业的多学科团队协助，即各专门领域的团队介入指导医疗活动。但是，即使有各种各样的手段，但仍难以长期维持戒烟、戒酒、对运动不足和肥胖患者的减重状态，以及良好的生活方式。

在笔者们的研究所中，将血管内皮功能检查作为干预治疗的疗效评价，其结果作为干预效果"可视化"的工具之一，可灵活应用在治疗效果评价和指导患者上。

病例 7　**评估冠状动脉疾病患者血脂治疗的效果**

69 岁，男性，急性心肌梗死发作。

3 年前开始因高血压、糖尿病、血脂异常而定期前往门诊治疗，但 4 个月前自行中断。后因发作急性心肌梗死，被送至急救中心，行左前降支近端支架置入术。服用抗血小板药、普通的他汀类药物，降压药，降糖药物，并顺利进行心脏康复。入院时 LDL-C 为 180 mg/dl，出院前将普通的他汀药物换成强效他汀类药物。

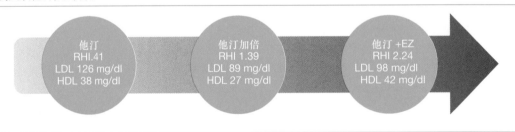

他汀
RHI.41
LDL 126 mg/dl
HDL 38 mg/dl

他汀加倍
RHI 1.39
LDL 89 mg/dl
HDL 27 mg/dl

他汀 +EZ
RHI 2.24
LDL 98 mg/dl
HDL 42 mg/dl

出院 1 个月后化验显示，LDL-C 尚未达到心肌梗死二级预防指南的血脂管理目标值，遂至门诊将强效他汀类药物加量。其后的化验中，LDL-C 虽降至目标值 100 mg/dl 以下，但同时 HDL-C 也降至更低。因此，将强效他汀类药物药量减半，并联合服用依泽替米贝。半年后再次行化验检查，提示 LDL-C 和 HDL-C 均能达到管理目标值，且 RHI 也得到了改善。

五、心力衰竭的疗效评价

血管内皮功能低下是决定心力衰竭预后的关键因素。因此，血管内皮功能检测作为管理心力衰竭工具之一具有一定的临床意义（病例 8）。

以正在接受最佳药物配伍方案治疗的 75 名慢性心力衰竭患者（EF30% 以下）为对象，为期 3 年的观察性研究显示肱动脉的 FMD 是独立且高效预测复合终点发生情况的因子[4]。其中也有关于心脏康复、热疗法和心脏再同步化治疗*1（cardiac resynchronization therapy，CRT）等非药物疗法与血管内皮功能的报道。

以高龄心力衰竭患者为对象，低负荷运动治疗，增加了其 6 分钟步行距离增加且结果具有统计学意义。特别是在 80 岁以上的患者中，RHI 的改善有统计学意义。低负荷拉伸和步行训练的运动疗法中并未被验证有改善内皮功能的效果[5]。

治疗心力衰竭患者的热疗法（温热疗法）*2，是通过升高体温而增加心排出量从而促进外周血管剪切应力诱发的 NO 生成，从而改善血管内皮功能，进而改善心力衰竭的症状。在以慢性心力衰竭患者为对象，为期 2 周的热疗法效果研究中，FMD（%）的改善与自觉症状减轻及血中 BNP 值下降相关[6]。

研究表明，对比心力衰竭后行 CRT 与单纯药物治疗，CRT 的 RHI 改善有统计学意义，心排出量也得以增加[7]。

病例 8 **心力衰竭的疾病管理**

71 岁，女性，高血压和慢性心力衰竭治疗中。

迄今为止已有 3 次因心力衰竭而住院治疗的患者，因此开始每周 1 次的运动疗法及心力衰竭心脏康复的综合治疗（低盐，体重管理，适度散步）。3 个月后，6 分钟步行距离增加，RHI 得到改善。

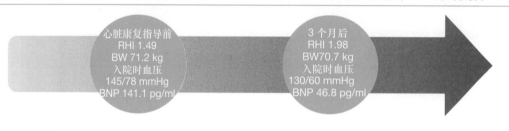

心脏康复指导前
RHI 1.49
BW 71.2 kg
入院时血压
145/78 mmHg
BNP 141.1 pg/ml

3 个月后
RHI 1.98
BW70.7 kg
入院时血压
130/60 mmHg
BNP 46.8 pg/ml

血中 BNP 值也低于 100 pg/ml，2 年内未再因心力衰竭而入院。

---

*1　CRT，也称为双心室起搏，是通过起搏左右心室，纠正心室收缩不同步，改善心脏功能的治疗。CRT 是能改善扩张型心肌病和心肌梗死后心力衰竭患者的 QOL 和预后的非药物治疗方法。

*2　热疗法，使用全身通过均等加温室（器）保湿 15 分钟，高体核温度 1.0～1.2℃后，再持续保温 30 分钟，最后补充出汗所流失水份的治疗方法。

六、预测心血管不良事件的发生

向冠状动脉内注入乙酰胆碱，测定的 FMD、RHI 有益于预测心血管事件的发生[1, 4, 8-11]。在对 308 名行心导管术的患者进行为期约 3.8 年的随访研究中，发现向冠状动脉内注入乙酰胆碱的血管内皮功能检查是独立预测心血管事件（心血管疾病致死，心肌梗死，脑卒中，不稳定型心绞痛）预后的因素[10]。在以 842 名一般居民为对象、为期 3 年的观察性研究中，发现 FMD 在预测心血管事件发生方面有临床意义[11]。并且，在以 442 名冠状动脉疾病患者为对象的研究中，结果显示 RHI 可预测心血管事件的发病[8]。

此外，一项以慢性心力衰竭患者为对象的观察性研究的结果表明，FMD 是有统计学意义的心血管事件发生风险长期预测因子[4, 9]。在以 67 名慢性心力衰竭患者为对象、为期约 3.9 年的观察性研究中，FMD、有无糖尿病、左心室射血分数是有意义的预测主要终点（心脏死亡，因心力衰竭恶化入院治疗，心脏移植）的指标[9]。在以 321 名左心室射血分数正常的心力衰竭患者为对象、随访时间约为 1.7 年的前瞻性观察研究中，结果显示 RHI 是心血管事件的预后预测因子[1]。

另一方面，有研究结果表明，在以 398 名冠状动脉造影术后的患者为对象、为期约 3.3 年的观察性研究中，作为心血管事件的长期预测因子的 FMD 无显著作用[12]。只在预测冠状动脉有无病变及肱动脉内膜-中膜增厚方面有意义，表明肱动脉 FMD 无充分的预测能力。也有意见指出，有必要对 FMD 的测定部位、测定机器及检测操作方式统一标准。也期待有关于血管内皮功能预测心血管事件方面的 meta 分析，仍期待通过调整后的最优检测技术能提高内皮功能检测的应用价值。

📖 参考文献

[1] Akiyama E, et al.：Incremental prognostic significance of peripheral endothelial dysfunction in patients with heart failure with normal left ventricular ejection fraction. J Am Coll Cardiol, 60 (18)：1778-1786, 2012.

[2] Matsue Y, et al.：Endothelial dysfunction measured by peripheral arterial tonometry predicts prognosis in patients with heart failure with preserved ejection fraction. Int J Cardiol, 168 (1)：36-40, 2013.

[3] Ades PA, et al.：The effect of weight loss and exercise training on flow-mediated dilatation in coronary heart disease：a randomized trial. Chest, 140 (6)：1420-1427, 2011.

[4] Meyer B, et al.：Flow-mediated vasodilation predicts outcome in patients with chronic heart failure：comparison with B-type natriuretic peptide. J Am Coll Cardiol, 46 (6)：1011-1018, 2005.

[5] Ozasa N, et al.：Effects of machine-assisted cycling on exercise capacity and endothelial function in elderly patients with heart failure. Circ J, 76 (8)：1889-1894, 2012.

[6] Kihara T, et al.：Repeated sauna treatment improves vascular endothelial and cardiac function in patients with chronic heart failure. J Am Coll Cardiol, 39 (5)：754-759, 2002.

[7] Enomoto K, et al.：Improvement effect on endothelial function in patients with congestive heart failure treated with cardiac resynchronization therapy. J Cardiol, 58 (1)：69-73, 2011.

[8] Matsuzawa Y, et al.：Peripheral endothelial function and cardiovascular events in high-risk patients. J Am Heart Assoc, 2 (6)：p. e000426, 2013.

[9] Fischer D, et al.：Endothelial dysfunction in patients with chronic heart failure is independently associ-

ated with increased incidence of hospitalization, cardiac transplantation, or death. Eur Heart J, 26（1）：65-69, 2005.

[10] Halcox JP, et al.：Prognostic value of coronary vascular endothelial dysfunction. Circulation, 106（6）：653-658, 2002.

[11] Shimbo D, et al.：The association between endothe-lial dysfunction and cardiovascular outcomes in a population-based multi-ethnic cohort. Atherosclero-sis, 192（1）：197-203, 2007.

[12] Frick M, et al.：Prognostic value of brachial artery endothelial function and wall thickness. J Am Coll Cardiol, 46（6）：1006-1010, 2005.

后 记

　　笔者接触血管内皮的研究始于研究生时培养血管内皮细胞的实验。看到培养皿中排列得整齐漂亮的内皮细胞非常纤细，油然而生一种凛然之意。尽管它并不像血管平滑肌那样能够无顾忌地持续增殖，但其对各种各样的刺激有敏感的反应，展示出了丰富的细胞功能。培养条件微小的变化即可改变其形态，容易造成细胞凋亡的同时，通过重合继代而衍变成老化细胞，最后呈现为并不像内皮细胞的铺路石样而停止增殖。另一方面，一旦部分细胞剥落，马上启动增殖游走，引起再内皮化，凝胶状的骨胶原中瞬间形成三次元的管腔。明明非常重要，处理起来却很难，但是又受环境的影响发挥着令人惊奇的力量。

　　在最初的临床研究中，笔者负责生物标志物的测定，了解到在重症心力衰竭患者的外周血液中，实际可以检出各种各样高浓度的炎性细胞因子和抗炎细胞因子。还记得那时，对于"为何当心脏状态不佳时，在败血症和自身免疫疾病中出现的炎症物质会在血中大量分泌呢"的问题会觉得很不可思议。那时，笔者感觉在重症心力衰竭患者和急性冠状动脉综合征患者中，血中增加的炎症细胞因子和生长因子恐怕是生物体为抵抗疾病而产生的防御反应。

　　正在那时，笔者对血管内皮因细胞数和面积的比率而成为生物体内最大的器官这一事实而震惊，且对于遍布全身各处的血管中何处发生了什么、与心血管病有何关联等方面非常感兴趣。笔者了解到血管内皮细胞是这些各种各样的生物活性物质的供给源头，也被其拥有的功能深深吸引。留学期间，笔者承担了关于更详细的血管内皮细胞的细胞功能研究，特别是氧化应激相关的基础研究，渐渐确信因血管内皮细胞未能完成其任务而导致疾病发病及进展的观点。

　　回国后，笔者被分配到心脏二级预防中心，从事心血管疾病患者的疾病管理工作。2007 年，笔者开始进行临床研究中作为替代指标的血管内皮功能测定。笔者亲眼发现，对于药物治疗和运动疗法等各种各样的干预治疗，血管内皮功能检查具有预想之外的敏锐反应，也认识到在心血管疾病预防医学中很有必要明确血管内皮功能的作用。

　　恰逢那时，笔者得到血管内皮功能相关书籍出版的消息，考虑到目前为止笔者自己也确实对血管内皮功能相关的知识进行了充分的整理，遂决定撰写这本书。但是，明知由诸位知名的前辈执笔更为妥当，而身为年轻的后辈，笔者想将本书总结完备的想法却一日比一日强烈，受不安苛责的同时还是开始了本书的撰写。南山堂的秘川先生，从构思阶段到润饰阶段给予笔者很多准确的建议和莫大的鼓励，对此笔者从心底表示感谢。多亏有先生的帮助，才能将全部内容凝聚在笔者欲向诸位介绍的血管内皮的主题中。

　　目前的血管内皮功能检查，虽然只是更多应用于有限的临床研究，但笔者非常期待今后通过各种血管内皮检查而得到的信息，将其特殊性能发挥到最大限度，作为治疗效果评价指标及预后预测指标而被灵活运用。本书作为关于血管内皮功能最新版的入门书籍，若能对诸位读者的日常诊疗和研究提供哪怕一点儿帮助，笔者也深感荣幸之至。

东条美奈子

缩略词一览表

英文	中文
α-GI	α-葡糖苷酶抑制剂
ABI	踝肱指数
ACE	血管紧张素转换酶
ADM	肾上腺素
ADMA	非对称性二甲基精氨酸
AFRS	年龄调整的 Framingham 风险评分
AGEs	糖基化终产物
AI	压力反射波增强指数
ANP	心房利钠肽
APTE	急性肺血栓栓塞症
ASO	动脉硬化闭塞症
AT-Ⅲ	抗凝血酶Ⅲ
baPWV	肱-踝脉搏波传导速度
BAV	二叶主动脉瓣
BH4	四氢生物蝶呤
BMI	体重指数
BMS	金属裸支架
BNP	脑钠肽
CABG	冠状动脉旁路移植术
CAVI	心踝血管指数
cGMP	环磷酸腺苷
CKD	慢性肾病
CNP	C 型利钠肽
COX	环氧合酶
CRP	C 反应蛋白
CRT	心脏再同步化治疗
CTGF	结缔组织生长因子
DES	药物洗脱支架
DHA	二十二碳六烯酸
DPP	二肽基肽酶
dROMs	活性氧代谢产物
DVT	深静脉血栓
ECP	体外反搏
ecSOD	细胞外超氧化物歧化酶

续表

英文	中文
eGFR	肾小球滤过率
EMP	内皮细胞微粒
eNOS	内皮型一氧化氮合酶
EPA	二十碳五烯酸
EPS	内皮祖细胞
ESL	血管内皮细胞表层
ESR	电子自旋共振
ET	内皮素
FH	家族性高胆固醇血症
FMD	血流介导血管扩张
GPX	谷胱甘肽过氧化物酶
H_2O_2	过氧化氢
HF	高频率
HRV	心率变异性
HS	闭塞性动脉硬化
ICAM-1	细胞间黏附分子 -1
IL-6	白细胞介素 -6
IMT	动脉内中膜厚度
iNOS	诱导型一氧化氮合酶
ISDN	硝酸异山梨酯
IVUS	血管内超声
JCS	日本循环器学会
KLF2	Krüppel 样因子 2
LAB	含有载脂蛋白 B 的植物血凝素样氧化低密度脂蛋白受体 -1
LDL	低密度脂蛋白
LDLR	低密度脂蛋白受体
LF	低周波
L-NAME	N^{G} - 硝基 -L- 精氨酸甲基
LPS	脂多糖
LVAD	左心室辅助装置
MCP	单核细胞趋化蛋白
MDA-LDL	丙二醛修饰低密度脂蛋白
MMP	基质金属蛋白酶

英文	中文
MPO	过氧化物酶
NF-κB	核因子 κB
NO	一氧化氮
NOAC	非维生素 K 拮抗剂口服抗凝药
NOx	氮氧化合物
NYHA	纽约心脏病协会
ONOO⁻	过氧亚硝酸盐
OSA	阻塞性睡眠呼吸暂停
cx-LDL	氧化的低密度脂蛋白
PAD	外周动脉疾病
PAF	血小板激活因子
PAH	肺动脉高压
PAI-1	纤溶酶原激活因子抑制剂 -1
PAPP-A	妊娠相关血浆蛋白质 -A
PCI	经皮冠状动脉介入术
PDGF	血小板源生长因子
PGE_2	前列腺素 E2
PGI_2	前列环素
PLGF	胎盘生长因子
PTX3	五聚蛋白 -3
PUFA	多不饱和脂肪酸
PWV	脉波传播速度
RH-PAT	反应性充血外周动脉张力
RHI	反应性充血指数
ROS	活性氧簇
SAS	睡眠呼吸暂停综合征
sFasL	可溶性 Fas 配体
sGC	可溶性鸟苷酸环化酶
sRAGE	可溶性糖基化终末产物受体
SYNTAX score	SYNTAX 评分
TAFI	纤维蛋白溶解抑制因子
TAO	血栓闭塞性脉管炎
TF	组织因子

续表

英文	中文
TGF	转化生长因子
Tie-2	血管生成素受体
TIMP	金属蛋白酶的组织抑制剂
TM	血栓调节蛋白
TNF	肿瘤坏死因子
TP	总神经活动量
t-PA	组织型纤溶酶原激活物
TXA$_2$	血栓素 A$_2$
ucOC	羧化不全骨钙素
VCAM-1	血管细胞黏附分子 -1
VEGF	血管内皮生长因子
vWF	血管性血友病因子

索 引

作者简介

东条美奈子

北里大学医疗卫生学系副教授；北里大学研究生院医疗系研究科专职副教授。

1995年山形大学医学系，1999年山形大学研究生院医学系研究科毕业，医学博士。

2003—2005年于美国佐治亚州埃默里大学留学，2009年开始担任现任职务。

心血管专科医生、综合内科专科医生、美国内科学会会员、美国心脏协会会员。

专业为心血管预防医学，从事关于包含心脏康复在内的心血管疾病发作及复发的疾病管理的诊疗及医学研究工作。

日本心血管学会成员（女性组），日本心血管病预防学会理事，日本心脏康复学会评议员，心血管女性医师座谈会负责人，旨在展现女性医师独有的社会贡献。